ガンも認知症も寄せつけない

『免疫ビタミン』のすごい力

杣　源一郎

ワニブックス
|PLUS|新書

はじめに

〝免疫ビタミン〟。

まだ聞き慣れない方も多いかもしれませんが、体の栄養状態を保ち私たちが元気に生きるのを助けてくれるビタミン類にも似て、誰もがもっている免疫機能を活発にパワーアップさせてくれる物質のことです。

いまや日本国民の医療費は40兆円にものぼり、財政難の政府は大いに頭を悩ませていますが、健康社会の実現には、「かかった病気を治す」のではなく、はなから「病気を寄せつけない」――一人一人のその予防意識こそが肝要です。ひいてはそれが国民医療費の削減につながります。

ヒトが病気を寄せつけないためにはどうすればよいか。

カギを握っているのは免疫です。体を守る免疫機能を正常に維持することが健康維持には不可欠であり、そして、その免疫機能を強固にさえできれば、そうやすやすとヒトは病気に負けないはずです。私たち研究チームは、ヒトの体にぐるりと張り巡らされている免疫の〝第1次防衛軍〟とも言うべきマクロファージという細胞に着目。マクロファージの働きを研究し、その機能を生理的に活性化できる物質を探していく中で出合ったのが、免疫を元気づける、あたかもビタミンのような物質の存在でした。

〝免疫ビタミン〟は、正式名を「リポポリサッカライド」といいます。やや言いづらく長い名前なので、略して「ＬＰＳ」と呼ばれています。身近な自然界にあって、誰もが口に入れることのできる安心・安全な物質です。

ＬＰＳについての詳しいことは本論の中で述べますが、感染症をはじめ、骨粗しょう症、糖尿病、高脂血症などの予防や、アトピー性皮膚炎の改善、神経痛の緩和、美肌づくりに至るまで、ＬＰＳの実力は驚くべきものです。

とりわけ、ガンの予防やアルツハイマー病の予防にＬＰＳが大きく寄与していることが近年の研究でわかってきて、注目されています。

ぜひ多くの人に、私たちの健康を支えてくれるこの心強い助っ人のことを知ってほしいと思います。

先日テレビで、あるクイズの出題を偶然見ました。問題は「脚気《かっけ》という病気がきっかけとなって発見されたものは何か」というものでした。

解答者４人中、正解の「ビタミン」と答えられた人は１人だけ。しかもその正解者は局アナの若い男性で「あてずっぽう」だったと。答えを間違えた残りの３人は、40歳前後の女性タレントと、元新聞記者の老年の男性評論家と、中年の男性弁護士。

私は少なからず驚いてしまいました。女性タレントはまだしも、ちゃんとした成人の日本人で、インテリであろう方たちがよもや、ビタミン発見の経緯を知らないとは……。

ただし別の見方をすれば、ビタミンというものが、現代ではもうあまりにも当たり前のように毎日の食生活の中にある、ということなのかもしれません。

人々は普通にビタミンを食物から補い、またビタミンが配合された飲料やビタミン剤なども手軽に摂取。発見までの「いきさつ話」を知らないどころか、「えっ、ビタミンって誰かが発見したものなんですか」という声すら、あちこちから聞こえてきそうです。

主なビタミンは、食事と病気との関連性の中から発見されていきました。

例えばビタミンCの発見は、長期航海の船員たちの多くが壊血《かいけつ》病にかかることがきっかけでした。

壊血病は、貧血に加え、歯肉・骨膜・皮膚などから出血を起こし、衰弱の果てに死亡する例が多い非常に怖い病気として、ヨーロッパなどでは古くから知られていました。しかし原因がようとしてつかめず、船内の劣悪な過密状態から生じた伝染病である、などとも思われ、いつまでたっても有効な治療法が見つからないまま。

やがて、船上の食事で野菜や果物を食べていた上級船員には発症していないことの検証などから、柑橘類の摂取が注目され、その後、生化学者たちの研究争いを経て、1937年にハンガリー出身のセント・ジェルジがビタミンC発見の功績でノーベル生理学医学賞を受賞することになるのです。

食事と病気の関連からビタミンの発見に至ったもう一つの有名な組み合わせの例が、ビタミンB_1と「脚気」です。

脚気は、両足がだるくなり知覚麻痺や浮腫を起こし、甚だしい場合は呼吸不全や心不全により死亡する恐ろしい病気。米を主食とする民族特有の病で、わが国では昔からその症状を訴えていた人がとても多かったにもかかわらず、壊血病同様、原因がまったく不明でした。

それが明治時代、日露戦争の頃にようやく判明します。

陸軍の兵隊に脚気患者が群を抜いて多い（兵士100万人のうち約25％が罹患）のに対して、海軍はほとんどゼロ。その差は、陸軍の食事が白米中心で、海軍は麦飯導入の食事にしていたことによるものでした。

〝犯人〟はどうやら白米――。

江戸時代においては、脚気を患った人が江戸を離れて田舎に引っ込むと回復することから「江戸わずらい」と呼ばれていたのでしたが、それも江戸では白米が常食だったのに対して、田舎では麦やその他の雑穀が主食だったからです。

白米には脚気を防ぐなんらかの物質が欠けている。それは精米されるときに除かれる「米ぬか」の中に存在しているのでは……。こうして脚気の原因が突き止められるとともに、ビタミンB_1の発見へとつながっていったわけです。

とはいえ、人類がビタミンB_1を手軽に摂取できるまでには、研究者たちによる長い時間の研究や模索を要し、米国の化学者ロバート・ウィリアムズが、結晶として得られたビタミンB_1の化学構造を決定してようやく合成することに成功したのは、1936年のことでした。

その他、ビタミンAと「夜盲症」、ビタミンDと「くる病」……など、病との関係の中から見出されてきた各ビタミンも、20世紀の中頃までに次々と確認されていきました。

このようにビタミンと人類との関わりの経緯を振り返ってみると、改めてビタミン類の発見はそう遠い昔ではなく、ほんの100年少し前くらいのことだったのだと気づかされます。言い換えれば、それまでの長い長い間、人類はビタミンという自分たちの健康維持に関わる重要成分の存在を、まったく知らずに暮らしていたことになります。

そして、まさにその関係性は、LPSにも当てはまるものです。

ヒトの体は大昔から今日に至るまでほぼ変化なく、具体的には現代人の体は、縄文時代に生きた人とほとんど変わりません。

だとすれば、自然界から見出されたＬＰＳは、少なくとも1万年前からヒトの免疫機能を正常に保ち、かつ活発化させる働きをずっとしてきたはずです。

しかるに、ビタミン類と同様、私たちはこれまでその存在をずっと知らずにいた——。

マクロファージ活性化物質・ＬＰＳの実体が解明されて、一つの大きな推測が浮き彫りになりました。

それは、ビタミン不足が病気の発生を招いたという過去の事実に照らし合わせたなら、ここ数十年来、昔はなかったアトピー症の出現や、ガンや、糖尿病など生活習慣病の増加が目立つのは、ＬＰＳの不足（＝マクロファージの弱体化）が招いているのではないかということです。

①ビタミンは、それが欠乏した食事を摂っていることにより病気が発症したことがきっかけで、ようやくその健康維持への意義が見出された歴史をもつ。

②ビタミンという健康寿命延伸成分が認められるまでに、実際には長い年月が必要であった。

ビタミンについて、こうまとめてみたとき、①と②の「ビタミン」という言葉を「LPS」と置き換えても、そのまま意味が通るほど、両者が辿ってきた道はよく似ていると思えてなりません。

現在、日本は、世界に名だたる長寿国ですが、平均寿命と健康寿命との差を見てみると、男女ともに約10年もあります。健康寿命とは、病気などで日常生活が制約されることなく、自立的に元気で生活できる期間。目下、日本は国をあげてその延伸を健康目標の柱に掲げていますが、この期間をいかに延ばすか、すなわち年をとっても寝たきりにならずに健康体で生活をエンジョイし続けられるか。その大きな課題の実現に、LPSはきっと寄与できると期待しています。

本書では、健康寿命の延伸をはかる上で必須な成分の一つであるLPSのことを、できるだけわかりやすく説明しています。多くの人に理解していただいて、明日から、進んでＬＰＳの摂取を心がけていただければと願っています。

杣　源一郎

目次

第１章

免疫ビタミンＬＰＳの正体

免疫ビタミンが働きかけるマクロファージ

免疫ビタミンLPSが働きかけるマクロファージは、私たちの健康を左右する〝要〟の免疫細胞群です。

マクロファージは、病気にかかってからではなく、かかる前に働いて健康を守る予防医学という観点からも重要な細胞群であり、さらに言えば、マクロファージは感染症予防を超えて健康を維持する重要なシステムを担っています。

健康の〝守り番〟であるマクロファージを、パワーアップさせることができれば、ヒトの体は病を避けることができ、健康の維持がはかられるはずです。

それは、たとえるなら常設の屈強な防衛軍が前線で城を守るようなもの。力を蓄えた精鋭部隊が防備に集中するならば、敵はアッという間の攻撃を受けてひとたまりもなく打ち負かされるに違いありません。

マクロファージにとっての「敵」とは、体の外側から侵入しようとする細菌やウイルスなどの異物（病原体）であり、かつ、体の内側に生じる変異したタンパク質や、酸化したコレステロールや、毎日約５０００個ずつ生まれると言われるガン細胞などのこと。

ヒトの体の中で、これらをいつもマクロファージはどうやってやっつけているかというと、アメーバ状の形状でくねくねと自在に動き回りながら、「敵」を見つけるやいなや、むしゃむしゃ、むしゃむしゃ、すべて食べ尽くしてしまうのです。異物を自身の体内に取り込み、酵素によって分解・処理を行います。

「マクロ（大きい）」＋「ファージ（食べる）」。すなわち別名「大食細胞」と呼ばれるゆえんです（あるいは、「貪食細胞《どんしょく》」とも）。

マクロファージは、ほこりからガン細胞まで、体内にある不必要なゴミをすべて大掃除。もし、マクロファージの働きが著しく低下してしまったら、体の中はゴミで溢れかえることになってしまいます。そして、それらのゴミによって、さまざまな病気が発生しかねません。健康を守るために、マクロファージがどれほど重要な役割を果たしているかがわかります。

マクロファージは、血液、皮膚、筋肉、骨、脳、各臓器、……ヒトの頭の先からつま先にいたるまで、全身あらゆるところに存在。自然免疫機能の主役的活躍をしています。

自然免疫とは、生まれながらに備わっている免疫システムのことで、人間を含め地球上のほとんどあらゆる動物には、病気にならないよう身を守るマクロファージが体内に巡らされています。私たちが風邪をひいたときに薬を飲まなくても治るなど、自然治癒力が発揮されるのも、自然免疫が働いているからです。激しい運動等により、体内で活性酸素が多く産生されると、それによって傷つけられた細胞や分子ができますが、これらを認知して、除去し、組織や細胞の再生を促すのも、マクロファージを中心とする自然免疫機構です。

自然免疫が基礎的な生体防衛反応だとすれば、もう一方で、ヒトの体には獲得免疫という防衛システムが存在します。第1次防衛ラインを突破して、体内に侵入してきたインフルエンザや風疹など特定のウイルスや細菌などに対し、リンパ球が抗体をつくるなどして撃退。病気の発生を防ぐ働きをするものです。ただし、獲得免疫をもつ生物は、人間など脊椎動物に限られます。

とはいえ、獲得免疫の活動は、いわば、第2次防衛ラインと言うべきもの。病気を寄せつけないためには、あくまでも、体の第1次防衛ライン、すなわちマクロファージの弱体化を防ぎ、常に頑強に保つことがとても大切です。

それは、ヒトがずっと食していたものの中にあった

生物はさまざまな情報を外界環境から受けとり、刻々と変容していきます。

情報とは、空気や温度や湿度や光、それから食事等、外界からのあらゆるものが含まれます。

「自己」と「非自己」（異物）の識別作業をしながら、ヒトの体の最前線で内外の

「敵」と闘っているマクロファージは、こうした外部情報を体の内部に発信もして生体各所の適切な応答を誘導しています。まさにマクロファージが司令塔になって、私たちの体の恒常性（健康）が保たれていることが、こういう事実からもわかります。

そこで、長年マクロファージの働きを研究し、その機能を生理的に活性化させる物質を探していた私たち研究班は、マクロファージが外界との〝情報交換（クロストーク）〟をしている自然界の中に、目指す活性化物質はきっとあるはず、との予想をもちました。

――しかも、生命の基盤をつかさどる細胞への接触という面から考えれば、その活性化物質はおそらく私たちの身の回りに安心・安全なカタチで存在しているものの中、つまりヒトが口から入れる食品の中に存在するのでは……。

そのような確信のもと、研究班はさまざまな食品のスクリーニング（選別）に取り組みました。

そして、膨大な数の食品の成分探索を続けた後に、ついに小麦粉の中にマクロファージを活性化する物質があることを突き止めました。さらに研究を進めた結果、小麦に共生している「パントエア・アグロメランス」という名の微生物（細菌）の細胞膜の表面に、マクロファージを元気にする物質が存在していることがわかったのです。

それは、日本語では「糖脂質」、英語では「リポポリサッカライド」、略してＬＰＳと呼ばれる物質でした。

発見のきっかけは、ほんとうに偶然でした。

たまたま、ある製粉会社から、グルテンとデンプンを取る際の工程で出る大量の水をいただいたのです。小麦粉に水を加えて練ってグルテンを取り出した後の不要な廃水。「どうせ捨てる水ですが、もしよかったら研究の足しに」と提供されたこの廃液の中に、マクロファージを活性化する物質が高濃度に含まれていることが、実験・検証を重ねて判明したのでした。

まだその段階では、非常に高感度でマクロファージを活性化する「何か」ということしかわかりませんでしたが、どうやらそれは小麦の成分ではなく、小麦にくっついている細菌の成分ではないか？　ということになり、ではそれはどの細菌の何の成分なのか。その正体を明らかにすることになりました。日本産だけでなく世界各地の小麦を蒐集。それら全部から、微生物（細菌）を分離したところ、5種類くらいが出現。この5種類をさらに調べていった中で、常に優位に存在していることが見出されたのは、グラム陰性細菌である「パントエア・アグロメランス（パントエア菌）」でした。そこから活性物質の探索・追求をして、そしてついに、その細胞膜表面についているLPS発見にまで辿り着いたのでした。

小麦粉には、殺菌されていますが菌由来のLPSは残っています。だからマクロファージへの活性作用物質が、小麦粉の水抽出物に含まれていたのだ、という納得もいきました。

その後、「パントエア・アグロメランス（パントエア菌）は植物と共生して植物の健康を護っているに違いないと考えたので、食用になっているいろいろな植物の共生菌を調べてみました。その結果、あとで述べるように多くの植物から「パントエア・アグロメランス（パントエア菌）」が取れることがわかったのです。

少し補足の説明をしますと、細菌は大きく分けて、「グラム陽性菌」と「グラム陰性菌」という2つのグループに分けられます。グラムとは、この分類を確立した細菌学者の名前です。2つのグループの分岐点はどこにあるかというと、ある染色試液を加えて、その後洗い流したとき、「陽性菌」は色が残るのに対し、「陰性菌」は色が抜けることで判別がつきます。細胞壁は、「陽性菌」のほうが厚く、反して「陰性菌」のそれは薄いことが特徴で、つまりグラム陽性・陰性は、細菌の細胞壁（厳密に言うと細胞壁のペプチドグリカン層）の構造によって菌を分類した結果です。従って、この大別は、いわゆる善玉菌・悪玉菌などとはまったく連関しません。

ちなみに、「陽性菌」には、乳酸菌、ビフィズス菌、結核菌、黄色ブドウ球菌などが属し、「陰性菌」には、この「パントエア菌」のほか、大腸菌、酢酸菌などが属しています。

探し求めていた免疫活性化成分が、まさか植物共生菌の中にいたとは——。

少なからず驚きましたが、じつは「パントエア菌」は、野菜や果物、穀類には、必ず存在している菌だったことがわかりました。

例えば、イネ、ソバ、ジャガイモ、サツマイモ、レンコン、シイタケ、ホウレンソウ、リンゴ、ナシ、緑茶、海藻……などなど。

それは次のような理由のためだと考えられます。

植物の生育にはどうしても欠かせない必須物質があります。窒素、リン酸、カリウムの3つです。

「パントエア菌」は植物の根において、植物との共生生活圏（根圏）というものをつくって、窒素を固定する作用や、不溶性のリンを植物が利用しやすい形にする作用を働かせたりする力をもっています。窒素化合物の供給や、有機リン化合物の供給などをしながら、植物の成長を促進しているのです。さらには、植物の体内に入り込んでエンドファイト（内生菌）としての役割も担い、感染症予防などの働きも。植物の生育に役立つ「パントエア菌」は、おそらく昔から植物と長らく共生してきた菌だと想定されます。

「パントエア菌」は植物が生育する上できわめて有用な菌。それなら、穀物や野菜や果物など植物性食品に「パントエア菌」がくっついているのも当然です。そしてその「パントエア菌」には、すべからくＬＰＳが存在している、ということになります。

人類が口にすることでずっと生命を長らえてきたそれらの食物類。

マクロファージは太古より、ＬＰＳとの接触によって私たちの免疫機能を正常に保ち、健康を守ってくれていたということに、思い至らずにはいられません。

じつは〝悪者扱い〟されていたことも

これまで述べてきたことでおわかりのように、免疫ビタミンLPSは、食品由来ですから、経口や経皮で摂取してもまったく安心・安全な物質です。

ところが、じつはこれまでLPSは、内毒素（エンドキシン）として敗血症の原因物質、というイメージをもたれていました。

内毒素という名前は、コレラトキシンなどの分泌型毒素（外毒素）に対して、細菌の内部にある毒素という意味でそう名付けられました。しかし、この両者の「毒素」には天地ほどの違いがあります。

外毒素は生体機能物質に構造が類似しているために、体内で作用して害になる物質です。例えば、ボツリヌス菌の外毒素であるボツリヌストキシンは知らずに食べてしまうと、神経麻痺を引き起こす超猛毒ですが、医薬（ボトックス）として麻痺などに利用されています（美容での一時的なしわ取り薬として有名）。まさに、毒

＝薬の例です。

一方、かつて実験動物にコレラ菌の菌体を静脈注射すると、全身性の炎症反応（発熱、下痢、嘔吐、低血圧などのショック症状）すなわち敗血症を誘導することから、それは菌体内にある毒素（内毒素）のせいだと言われました。

ショック症状の原因を突き止めるため、その菌体内の物質を精査したところ、核酸、ペプチドグリカン等とともにＬＰＳが見つかりました。当時としては仕方ないと思いますが、その中にただ存在したということで、いちばん活性の高いＬＰＳが悪者扱いされることになった経緯があります。

この偏見を正しく解くには、「静脈注射で血液の中に入れた」という行為がヒントになります。つまり、これは何も細菌やその構成成分に限った話ではありません。普通に食事として摂取している、いろいろな種類のお肉の成分や、豆腐などの植物性タンパク質、スポーツドリンクに入っているカリウムイオンなども、口から食べたり飲んだりするときにはなんということもありませんが、直接血管の中に注射針を刺し込んで注入すれば、猛毒になります。

科学者は結果を早く知りたいので、動物実験などをする際には、調べる物質を体に直接注射することをよく行います。経口的な摂取は腸管の影響を考えなければならないし、手間と暇がかかりますから、どうしても後回しになります。そして簡略な実験から得られた結論を広げて物質の性質を一般化するという少々単純すぎる手順をとることがあります。

それはさておき、近年、生理学・医学界において、マクロファージの生理的な役割を見直す動きが加速し、ようやくマクロファージの役割が本格的に究明されてきています。そしてこれからは、そのマクロファージを活性化するＬＰＳの「正しい働き」について注目が集まることは必至です。

ＬＰＳの量産化

免疫ビタミンＬＰＳを、健康のために私たちが活用するには、安定した素材化が不可欠です。

私たち研究班は、小麦粉をパントエア菌で発酵培養することで「小麦発酵由来のＬＰＳ抽出物」の製造にも成功。

そして、２００６年７月から免疫活性化の技術シーズを元に設立されたベンチャー企業である「自然免疫応用技研」が、ＬＰＳを大量・安価に供給することを可能にし、量産化がスタートしました。すでに世の中に、ＬＰＳ含有の食品やサプリメント、さらには化粧品などが出ています。

現在、「ＮＰＯ環瀬戸内自然免疫ネットワーク」などの認証ＮＰＯ法人をはじめ、日本を代表する研究所や企業、行政など、類を見ないアライアンスが結ばれて、ＬＰＳのさらなる認知・普及がはかられています。

ＬＰＳは、国民の健康維持、さらには健康寿命の延伸に寄与するという点が認められ、私たち研究チームは経済産業省の支援を受けながらさらなる研究を続けているほか、先頃、国からの委託を受けた〝次世代の命を見つめる健康プロジェクト〟にも参加。ＬＰＳも健康を維持する成分であるとして取り上げられています。

私たちの研究の正式タイトルは「戦略的イノベーション創造プログラムＳＩＰ『次世代農林水産業創造技術』の『ホメオスタシス維持機能をもつ農林水産物・食品中の機能性成分多視点評価システムの開発と作用機序の解明』」というえらく長いものですが、要するに、「健康状態の維持には、生体内異物をためないことと、生体内異物を排除することが重要である」ということを基本にして、食べ物や体のことを考えていきましょう。体の中で働く生体内異物排除機能については、ＬＰＳの働きを含めながら探究していこうというものです。

健康とは何か。どうであれば健康と言えるのか。

一般的には、次のようなことが健康状態を表す必要条件になると思われます。

①感染症にかからない、②ガンが発症しない、③ストレスがかかっても免疫機能が低下しない、④生活習慣病にならない、⑤アミロイドβなどの生体内異物が蓄積しないなど、重要な疾患を発症しない状態が一定期間維持されること。

これらの①～⑤の観点を、目指す健康体への目標とするならば、ＬＰＳがその重要なカギを握っていることは間違いないと考えられるのです。

第2章　ＬＰＳが免疫機能に作用する仕組みとは

ＬＰＳには〝専用スポット〟がある

免疫ビタミンであるＬＰＳは、例えて言うならばマクロファージが外界から招き入れる大事なお客人のようなもの。つまりＬＰＳは〝選ばれた〟特別の存在。それが証拠に、マクロファージはＬＰＳだけが訪れることができる専用スポットを用意しているのです。

正確には、「トルライク・レセプター（※レセプターとは〝受容体〟の意）」というものが、マクロファージの膜表面に存在していて、そこがＬＰＳを迎える特別の場所になっています。

「トルライク・レセプター（略してＴＬＲ）」はタンパク質の分子群で、異物の感知や認識、排除などの仕事に関与しています。

別のたとえでわかりやすく言うと、「ＴＬＲ」は、マクロファージに設置されている〝鍵穴〟で、ＬＰＳは、それにピッタリはまる〝鍵〟のようなもの。他のどんな〝鍵〟でも合わせることは不可能です。

さて、ヒトのマクロファージには10種類の「ＴＬＲ」が備わっています。そして、そのうちの４番（ＴＬＲ４）が、ＬＰＳの専用スポットとなっています。ＬＰＳは、「ＴＬＲ４」に結合することで、生理的活性化を誘導します。

驚くべきことに、マクロファージは、ほんのわずかな量のＬＰＳもキャッチできます（５pg／ml）。「１pg（ピコグラム）」は１兆分の１ｇにあたります。

しかし冷静に考えてみれば、自己と非自己の厳密な分別処理、すなわち異物の抹殺がマクロファージの基本的な役目。その意味では、ＬＰＳは生理作用をもっていなくとも不思議ではありません。しかしそうではありませんでした。

この点については「ＬＰＳの有用性をマクロファージのほうが〝先に〟見抜いて選びとったのだ」という考え方ができるのでは、と私は思っています。

あるいは「ＴＬＲ４」という〝鍵穴〟の存在は、進化の過程で生物が外部の情報とクロストークしながら健康を維持するというやり方を確立する際に、ＬＰＳを重要な情報分子として選んできたことを物語ると考えることもできます。

ところで、そのほかの番号の「TLR」は、どのようなものに対して設けられているかというと、例えば、免疫活性化物質としてすでに知られているベータグルカン（キノコや海藻などに含有）やペプチドグリカン（乳酸菌に含有）は、「2番（TLR2）」に結合しています。

成分の種類と有効度合いに応じて、入り口を分けているところがスゴイではありませんか。

LPSもベータグルカンもペプチドグリカンも、同じ活性物質の仲間には違いないのですが、LPSは、これら「TLR2」を介するグループに対して、1000～1万倍もの免疫活性力が確認されています。

じつは、このことこそが、LPSがきわめて優れた物質であるゆえんなのです。

ちなみに、なぜ「トルライク」と呼ばれているのか。

英語で書けば「Toll like」。

もともとTollというのは、１９８０年代の初めに、ハエの体において個体発生を制御する一つのタンパク質分子として見つかったものです。トル（Toll）はドイツ語で「すごい」とか、今風にいえば「やばい」という意味です。どうしてこのような名前がつけられたのかと言うと、当時、遺伝子研究で盛んに使われていたショウジョウバエの中に、背中とおなかが入れ変わったとんでもないショウジョウバエが発見されたことに始まります。この原因遺伝子を「Toll」と名付けたのですが、「Toll」は、背腹の軸を決める遺伝子だったのです。ところが１９９６年になって、この遺伝子がハエのカビ感染防御に働いていることがわかりました。そしてその後から、哺乳類でも「Toll」のホモログ（類似性のあるもの）が見出されました。こうした経緯から、哺乳類では、はじめは、「Tollに似た受容体（Toll like receptor）」という名前が付けられたのです。研究が進み、その機能が明らかになってくると、これらがヒトのマクロファージの異物識別に関わる重要な分子群であることがわかってきましたが、名前は「何かそれに似たもの」という少々気の毒な感じのまま残ってしまったというわけです。

さて、哺乳類のマクロファージの細胞表面におけるTLRの存在についての発見は、1997年、アメリカのジェニュウェイ博士によるもので、実際それがいくつあって、どの番号に何が結合しているかについては、2011年、ノーベル生理学医学賞を受賞したアメリカのブルース・ボイトラー博士やフランスのジュール・ホフマン博士他の研究者らが「自然免疫の活性化に関わる発見」の中で、解明してくれたのです。

私たち研究チームは、「経口、経皮投与でLPSがマクロファージを活性化させる」という事実を明らかにしました。けれど、どういう仕組みによってなのかを解明できず、発表した論文でもその欠陥を指摘されて、ずっと忸怩たる思いがあったわけなのですが、とにかく、TLRの発見とそれに続く詳細な解明は、自然免疫の重要性を再認識するのに多大な貢献を果たしたことに間違いありませんでした。

そしてそのことによって実際私たちの研究も大いに弾みがつきました。

プライミング！

マクロファージは、少量の異物刺激を受けることで「プライミング」という活性化状態を示します。

これは、マクロファージの基本性格である異物排除を効果的に行う準備状態を指すのですが、「プライミング（priming）」の原形「prime」の意味を英和辞典で調べれば、この状態がどういうものであるかが、よくわかっていただけると思います。

「（人）に（試合などの）用意をさせる。／（火器）に火薬をつめる。（爆発物）に導火線（雷管）をつける。……」

いわば〝臨戦態勢〟ですね。プライミングの段階に入ったマクロファージは、異物排除能力ががぜん高まります（このプライミング状態は、通常の状態に戻ったり、また高まったりと、何度も繰り返し起こすことができます）。

例えば、生体内に細菌やウイルスが侵入してきたときなどにマクロファージがプライミング状態にあれば、力強く、かつ効率良くこれらを排除して感染が防げることになります。

実際、通常状態のマクロファージは結核菌を貪食しても消化できず、マクロファージは結核菌に感染してしまいますが、プライミング状態のマクロファージでは結核菌を消化することができます。

つまり、

マクロファージをプライミング状態に保つことができれば――、

マクロファージの異物処理能力をより強めることができれば――、

それは種々の疾患の予防につながり、結果として私たちの健康寿命を延ばすことも可能になると言えます。

この点において、ＬＰＳにかかる期待は非常に大きいものがあります。

経口で摂取されたＬＰＳは、マクロファージのプライミングを誘導します。

前項で紹介したように、キノコや海藻などに含まれるベータグルカンや、乳酸菌に含まれるペプチドグリカンは、「ＴＬＲ２」を介して、マクロファージを活性化する（プライミング状態にする）ことはできるのですが、そのパワーは、ＬＰＳに比べると格段に劣ります。

繰り返すようですが、ＬＰＳがマクロファージをプライミングさせる力は、彼らの１０００～１万倍はあるのです。さらに、「ＴＬＲ４」を介したＬＰＳのマクロファージに対する刺激は、ウイルス感染を防ぐインターフェロンの産生が促せることもわかってきました。

だから、ぜひ心がけたいのは、体の中に適量のＬＰＳを摂取すること。もしかしたらそれは、もっとも手軽で、最強の健康法かもしれません。

ヒトの母乳の中にもマクロファージが存在しています。このマクロファージは細菌などの異物と出合うと、高い殺菌能力を示すことが明らかになっていますが、つまり、これも「プライミング状態」にあると考えられます。

母乳の中でマクロファージは赤ちゃんに消化される運命にあるけれども、赤ちゃんの感染防御をしっかり担っているのです。

手を組むマクロファージ

脳、リンパ節、肝臓、小腸・大腸、皮膚、筋肉、呼吸器、咽頭・喉頭、肺、生殖器、骨、血液……。

マクロファージは体のあらゆる組織・器官に定着して存在している細胞です。私たちの体のいたるところで日夜、侵入した異物をやっつけ、不要になった自己の物質や細胞を監視して処理し、健康を守っています。

また、マクロファージはそれぞれの部位で、いろいろな呼び方をされています。例えば、脳のマクロファージは「マイクログリア」、肺では「肺胞マクロファージ」、肝臓では「クッパー細胞」、皮膚では「ランゲルハンス細胞」などといったように。呼ばれる名前は違っていても、これらのマクロファージは、密に情報をやり取りし、それぞれ隣接する細胞に伝達を行いながら、情報を全身に発信しています。まるでマクロファージ同士が〝対話〟をしながら体を守っている、と言っても過言ではありません。

このように全身に張り巡らされているマクロファージを基盤とした生体防御システムに、私たちは「マクロファージ・ネットワーク」と名前を付けています。

このネットワークが生体恒常性を維持する基盤の一つとなっており、さらに、それが自律神経や内分泌系と連携することで、総体としての私たちの健康を維持するシステムを構築していると考えられます。感染防御、新陳代謝、代謝調節（鉄代謝、コレステロール調節、ホルモン調節など）、創傷治療（皮膚創傷治療、骨折治療、末梢神経修復など）……元気な体でいるために不可欠なすべてのことに、マクロファージ・ネットワークは深く関係しているに違いありません。

さて、ここで疑問になるのは、いったいマクロファージは隣接細胞同士でどのように情報をやり取りしているかということ。

それにはマクロファージが分泌する「サイトカイン」という情報伝達物質が関わっているのです。

この情報の運び屋「サイトカイン」がマクロファージ・ネットワークの中を行き来することで、体の各所でマクロファージが受信した情報は、細胞から細胞へと次々に伝達され、指示や命令が届けられます。そのようにして全身の働きがコントロールされることになるわけです。

ところで大食漢のマクロファージが、むしゃむしゃと食べていく異物（細菌やウイルスやガン細胞など）は、具体的にはマクロファージ細胞内で酵素によって分解・処理が行われているのですが、意外な物質も手伝っていることがわかっています。

それは、活性酸素と一酸化窒素（ＮＯ）です。

活性酸素は、「酸化」を生じさせて健康を妨げる悪者という認識が一般的ですが、もしも、体の中に活性酸素がまったく存在しなかったなら、感染症で簡単に病気になってしまうものなのです。〝毒をもって制す〟と言うと語弊がありますが、細菌・ウイルスなどを排除するときに発生して、それらを酸化させてやっつけてくれる。マクロファージの異物撃退を助けるこんな有用な面もあるのです。

それと一酸化窒素も、毒性のあるガスで、大気汚染等で有名な嫌われ者ですが、じつは私たちの体の中でもＮＯガスが発生しており、それが病原体やガン細胞を殺すパワーをもっているのです。一酸化窒素は腫瘍壊死因子やインターフェロンと共同作用することも知られています。

また、スーパーオキサイドという種類の活性酸素と一酸化窒素が合体すると、パーオキシナイトレイトという物質になって、より強い作用を示します。

つまり、活性酸素や一酸化窒素などとも仲良くしながら、マクロファージは〝敵〟に向かって毎日猛烈な多方面攻撃をかけていると言えば、おわかりいただけるでしょうか。

天敵はストレス

私たちの健康を守る免疫最前線で、懸命に体を張って（？）頑張ってくれているマクロファージですが、一つ弱点があります。

それは、ストレス。

体がストレスにさらされると、マクロファージの機能はぐんと低下してしまうのです。

マクロファージの生理活性は敏感にストレスに反応してしまう特徴があり、ストレスが強まれば強まるほど、マクロファージの力はどんどん弱まっていくことがわかっています。

マクロファージの働きが鈍ると、不眠や肌荒れなどの症状が出たり、胃痛や便秘などの消化器系障害が起きたり、不安やうつ状態など神経系にもダメージを受けるなど、体のあちこちにトラブルが生じてきます。

もちろん、ストレスを避けるのがいちばんの解決法ですが、現代社会ではストレスをまったく排除して生きていくことは不可能です。

家族や対人関係、仕事やお金のこと、体の不調、あるいは満員電車、交通渋滞、人混み、汚れた空気、騒音……。不安、不満、心配事、プレッシャー、悲しみや怒り……。ストレスのもとは挙げたらきりがありません。

逆に言えば、私たちは常にストレス下に置かれて生きているということです。

つまりそれは、現代の暮らしの中では、マクロファージの機能が常に低下のリスクに晒《さら》されているということを意味します。

動脈硬化やガン、生活習慣病、悪性の感染症など、現在問題になっているほとんどの疾患はストレスと関係があるとされていますが、マクロファージが果たしている役割を考えれば、そのつながりも否定できません。

しかも、地球温暖化、格差拡大、老齢人口の増大などなど、私たちを取り巻く環境は、年々厳しさを増すことが予想されるとすれば、必然的に弱体化していくマクロファージを、このままにしてはおけないのは、誰しもが理解できると思います。そして多くの人が、健康寿命の延伸のためにも何とかしなければ……という気持ちになるのではないでしょうか。

健康体を維持するためには、マクロファージをストレスに負けさせないこと。すなわち、マクロファージをできるだけプライミング状態に維持しておくことが大切です。マクロファージの力をパワーアップさせていけば、不断のストレスによる免疫低下や、これに伴う種々の疾病の発生を未然に防ぐことも可能なはずです。

LPSという免疫ビタミン発見の意義も、まさにここにあります。

私たちが、その発見に至るまでには25年もの長い歳月を費やしたのですが、それは、〝たとえストレスが加わっても、マクロファージ機能を強壮に保つことができれば、病気になるリスクは相当軽減できる〟という強い信念をずっと持ち続けていたから実現できたことでした。「マクロファージを元気に活性化させる物質」は必ず存在する。きっと見つかる――と。

各種ビタミンが１００年ほど前から〝登場〟して、ヒトの「病」のもとを次々と絶ってくれたように、免疫ビタミンＬＰＳは、ヒトと「病」を遠ざけてくれる大事な存在であると、私は思っています。

少し余談になりますが、ブタとＬＰＳの関係について興味深い実験結果があるので、ご紹介しておきます。

離乳期の子ブタ、お母さんブタから隔離されると、ストレスがとても大きいことが知られています。隔離時期には子ブタは下痢になりやすく体重が増えにくくなります。そこで、子ブタの体重増加を目的として、香川県の畜産試験場で、離乳期の子ブタへＬＰＳを与えてみて、その効果が調べられました。

離乳期の子ブタを、１グループ６〜17頭ずつを用い、餌の中にＬＰＳを混ぜた投与グループとＬＰＳを与えないグループとに分けて、７回の試験を実施。５週間後の体重測定で、ＬＰＳ投与グループの平均体重はＬＰＳ無投与グループよりも常に高いという結果（平均８％）を示しました。

畜産においてもＬＰＳの有用性があるとわかったことは注目を集めましたが、この事実は、マクロファージの弱点を力強くカバーする免疫ビタミンＬＰＳが、現代人の健康維持にも欠かせないことを示唆するものと言えます。

第3章

腸を助ける賢いLPS

健全な腸内フローラにはLPSもいっぱい

一般的には免疫というと、感染症に対する生体防御機構の予防効果を考えることが多いと思われますが、それはワクチンなどを用いる獲得免疫という機構です。これもまた私たちの体には大切な免疫態勢なのですが、昨今では、人々の関心は、生活習慣病やガンや老化のストップなど、何よりも健康を維持することに向いているようです。そのためには、体内異物を取り除き、体内に異物を溜《た》めないことが最重要で、その役割を果たすシステムが自然免疫（自然治癒）機構であると言えます。

自然免疫システムの中心にあるのは、中国の「薬食同源」の考え方にも通じる、食事による食品の摂取です。

食事で得た糖、アミノ酸、ミネラル、ビタミン等の栄養成分、それに水などが吸収される私たちの腸の中には、多くの腸内細菌が棲みついています。その数、およそ1000兆個！　ヒトを構成している細胞の総数が約37兆個ですから、腸内細菌の数のほうがはるかにまさっています。

腸内細菌は、栄養成分の分解やビタミンの合成など有用な役割を果たしていることが、以前からわかっていましたが、現在はそれ以外にも、免疫系を活性化することを通じて、健康の維持に重要な働きをもっていることが明らかになってきました。

加えて腸管は、最大の免疫臓器であると近年言われるようになり、腸管を介する免疫の作用が、全身の状態に大きな影響を与えていると考えられます。

医療の分野でも、腸内細菌を活用して、難病として知られている炎症性腸疾患を治療するなど、これまでには考えられなかった新しい治療法（便移殖など）も続々と登場してきています。健康寿命の延伸を目指す意味でも、「腸」への注目が今後も増すばかりなのは間違いないでしょう。

ところで腸内細菌には、いわゆる〝善玉菌〟、〝悪玉菌〟、〝日和見菌〟などと呼ばれる、いろいろな種類の菌がいますが、健康体維持のためには、それらの菌の適正な存在バランスを保つことがとても大切だということは、よく知られています。野菜も摂らずに毎日肉ばかり、などといった偏った食生活を続けていては、腸内細菌叢（腸内フローラ）が乱れて、体の不調はもとより、ガンなどの怖い病気を招きかねません。

理想的な腸内フローラを整えるためには、食物繊維を摂ることが推奨されています。食物繊維は、腸内細菌、特に善玉菌の良いエサになって、腸内フローラの働きを活発化させてくれるからです。

そこで、思い出していただきたいのがＬＰＳです。

植物に共生している菌由来のＬＰＳは、植物繊維が豊富な野菜や果物、穀類、さらには土に関係するさまざまな食べ物に付いています。ですから、野菜や果物や穀類の摂取を毎日心がければ、さらに多くのＬＰＳが体内に摂取できます。

もともと、体内には腸内細菌がおり、その腸内細菌には多くのグラム陰性菌が含まれていて、そこからもＬＰＳは供給されています。このことはＬＰＳの安全性を示すとはいいえ、体内から供給されるのであれば、外からさらに摂取する必要があるの？　と思われるかもしれません。でも、口から取り込むことはとても重要なのです。なぜなら、口から取り込むことによって、口から小腸にいたる消化管粘膜で免疫が活性化されるからです。ストレスまみれの生活を送っている現代人は、ほとんどがＬＰＳ欠乏症ですから、適量のＬＰＳを（ＬＰＳを含む食物を）ぜひ摂取していただきたいところです。

そうすれば、マクロファージ活性をプライミング状態に保つことができ、免疫力が上がります。そして、腸内フローラは健全な状態に整います。

分子レベルの少し専門的な話になりますが、ＬＰＳは特定の物質そのものを指して呼ぶ名前ではなく、言わば総称です（フェノール性の水酸基を共通でもっている高分子化合物を、すべて「ポリフェノール」と総称で呼ぶのと似ています）。すなわち土壌菌（グラム陰性菌）の種類によって、基本構造は同じであるものの、ＬＰ

S内の分子構造は微妙に異なっています。

ということは、腸内細菌にも複数の種類のグラム陰性菌が存在しますので、異なった構造のLPSが存在していることになります。そして異なった構造のLPSは、生理活性が異なっています。ですから、これら異なった生理活性をもったLPSは、腸内でそれぞれ異なった役割を健康維持のために果たしている可能性が十分にあります。

この辺りの研究はさらに進めなければなりませんが、将来的には、健康維持や医療等の目的に応じて、「最適なLPS」を選び取って用いるといった技術が開発されることも期待されます。

興味深いのは、LPSは土壌菌や植物共生菌（グラム陰性菌）の生存に欠かすことのできない成分で、LPSがないとグラム陰性菌は死んでしまうということ。

一方で、マクロファージもまた個体の生存に欠かすことのできない細胞です。そこで長い間の進化の歴史で、LPSはマクロファージに影響を与え、そのような状況の中で、個体の健康が維持されるような仕組みを双方の協力でつくりだしてきたとも言えると思います。

ＬＰＳが腸のぜん動運動を起こしている

マクロファージは全身のあらゆる組織・器官に存在して、組織の恒常性の維持や感染防御や組織修復に必須の働きをしています。

これらのマクロファージは包括的に組織マクロファージと呼ばれますが、表面積が実にテニスコート2面分（約４００㎡）もあるヒトの腸管には、少なくとも2種類の組織マクロファージが存在しています。

一つは、腸管の内腔に近い腸管粘膜下に存在する腸管マクロファージ、もう一つは、腸管を取り巻く筋肉に存在する筋肉マクロファージです。そして、腸管のぜん動運動（筋肉の収縮波が徐々に移行する動き。腸内の物が先へ先へと送られる）は、この筋肉マクロファージが制御しているという論文が、最近発表されました。

　腸管は第二の脳と言われるように、消化・吸収だけでなく、全身の健康度（恒常性）を維持する上で重要な位置にあることが、近年次第に明らかになってきました。

これまでの研究は、ともすれば病気を対象にして、病気の際のマクロファージの状態を調べることに力点が置かれていましたが、マクロファージは普通の状態でも重要な働きをしていることが判明してきたこともあり、マクロファージの生理的意義に多くの注目が集まるようになっています。

　とはいうものの、腸管近辺に存在する筋肉マクロファージの生理的な働きに関しては、ほとんどわかっていない状態でした。

　しかし、2014年7月に、ニューヨークのロックフェラー大学のポール・ミューラー博士らにより、腸管筋肉マクロファージの機能について発表された論文では、腸管の筋肉マクロファージが腸管神経を介して腸管筋肉に働きかけ、腸管のぜん動運動を制御するという新しい機能を紹介しています。

この仕組みはきわめて「巧妙」で、腸管内容物がまず、腸管神経に働いて、腸管神経細胞がマクロファージを活性化するサイトカインを分泌する。そして活性化された腸管マクロファージはＢＭＰ２（骨形成を促進するサイトカインとして知られている情報伝達物質）を分泌して、腸管神経を刺激し、その結果、腸管の筋肉が収縮するというものです。

そして立証のため、腸管筋肉マクロファージの活性を抑制すると、確かに腸管のぜん動運動に異常が認められることも示されています。

ここで言う「腸管内容物」とは腸内細菌のことで、具体的にはＬＰＳを指していると思われます。

その証拠に、その後、論文の中では、あえてＬＰＳという名前を出して、腸管に存在するＬＰＳがこの筋肉マクロファージの働きに重要な役割を果たしていることの実験例を示しています。

それによれば、腸内細菌が極端に少ないか、あるいは抗生物質を投与して腸内細菌が存在しないマウスや無菌マウスを用意し、腸管のぜん動運動が滞っていることを確認した後に、彼らに対してＬＰＳの経口投与を行うと、この障害は回復する結果を得たとのことです。

この論文から見える腸管筋肉マクロファージのぜん動機能を、わかりやすく図式的に書くと、

▼腸内細菌（ＬＰＳ）　→腸管神経細胞　→サイトカイン①分泌　→腸管筋肉マクロファージの活性化　→サイトカイン②分泌　→腸管神経細胞の活性化　→腸管筋肉のぜん動運動が起きる、

ということになります。

ＬＰＳが腸管の運動に関して必須な役割を担うとともに、腸管筋肉マクロファージがぜん動運動を制御することがよくわかります。

腸のぜん動がしっかりと行われれば、腸内細菌は腸内をスムーズに動くことができて、エサを得やすくなります。腸内フローラの働きが増して、免疫機能も活発化

します。

論文では、ＬＰＳの活躍を含む腸内細菌からのシグナル、腸管神経、腸管筋肉マクロファージの連携プレーの理解が進めば、過敏性大腸炎の治療の新しい戦略につながるのではないか、と述べられています。

小腸で悪い細菌の侵入を阻止する

ＬＰＳが私たちの体内に摂取される場合、一つのルートは食べ物から、もう一つは、空気を吸うことによる摂取です。

ＬＰＳは植物由来の菌の外膜に存在している物質ですから、それはすなわち植物が育つ土の中にいる細菌群（土壌菌）に含まれている物質だということができます。土は乾けば舞い上がりますし、目に見えないカタチで、土壌菌は（ＬＰＳも）大気中を浮遊しています。呼吸をしている私たちは、知らず知らずにそれらを吸って体に摂取しているというわけです。

さて、では食べ物といっしょに摂取したＬＰＳのほうを見ていきましょう。

食べ物とともに入ってきたＬＰＳは、口腔、胃を経て、やがて小腸に入ってきます。じつは最近ＬＰＳを口腔に投与することによる興味深い研究が発表されましたが、それについては後ほど触れることにします。

小腸は、腹腔内を蛇行して大腸に続く細長い管状の消化器官で、長さ約６〜７メートル。十二指腸・空腸・回腸に分かれており、いずれも内面の粘膜に絨毛《じゅうもう》と呼ばれる毛のような突起物を生やしていて、ここで消化された栄養を吸収する仕組みになっています。

この絨毛表面を含む粘膜上の隠れた凹み部分に、パネート細胞という名の細胞が存在するのですが、じつはパネート細胞は、ＬＰＳの受容体である「ＴＬＲ４」を有しているのです。ＬＰＳはさっそく「ＴＬＲ４」に結合して、ここでβディフェンシンという物質を産生します。

このβディフェンシンは、複数種類のディフェンシン仲間とともに腸内の細菌の増殖を制御している物質で、特に病原性細菌を選択的に抑制していることが報告されています。つまりＬＰＳは、腸内に病原菌が留まるのを阻止する働きをしてくれているのです。

腸内細菌叢（腸内フローラ）には、当然ながらグラム陰性菌がいますので、ここからもＬＰＳが供給されています。ちょうど、ビタミンＫやＢ群が腸内細菌から供給されているのとよく似ていますね。

この腸内細菌からのＬＰＳ供給を遮断すると、ＬＰＳ不足が起こります。必然的にパネート細胞での「抗菌ペプチド」産出が滞り、病原体の活動を許す事態を迎えてしまいます。

その一つの例としてわかりやすいのが、抗生物質の投与です。

抗生物質を摂取すると、腸内細菌が減り、ＬＰＳの供給が著しく低下してしまいます。

長期に抗生物質を投与することが引き金となって、薬剤耐性菌のMRSA（メシチリン耐性黄色ブドウ球菌）やVRE（バンコマイシン耐性腸球菌）が発症し、院内感染症を起こすことがあります。ときどき大きな社会問題になってニュースで報じられたりしますね。

通常はパネート細胞から産生される「抗菌ペプチド」により抑制されているところ、LPS供給の急激な低下で、VREが増加。感染症の危機に陥ってしまうのです。

さらに、抗生物質の投与により、体全体の免疫力が低下して、腸管から体内へ侵入する細菌数が増えてしまうことも、マウス実験で確かめられています。

このような場合、LPSをサプリメントとして供給すれば、院内感染症や腸管から体内に侵入する細菌を抑えることができます。ですから、やむを得ず抗生物質を投与しなければならないときは、LPSの補給を怠らないことが大切です。

第4章

きれい好きの人には免疫ビタミンが少ない

LPS含有の空気を〝ほおばる〟ことが大切

「はじめに」のところで、人間とビタミンの関わりについて話をしました。

ビタミンは文明化に伴って、その重要性に気づき補なうという知恵により、私たちはいろいろな病気の難を逃れられるようになったわけですが、反対に文明化が進んだために、本来健康維持に必要だった成分が摂取不足となり、それが病気の原因になっている、と考えられる成分も出てきました。

それが、つまりLPSなのです。

グラム陰性菌という細菌（微生物）の構成成分であるLPSは、植物が関係する環境の中に、あまねく存在しています。

強いて言うなら土壌や井戸水の中。あるいは土のついた植物や、少し不衛生と思われる環境中にはたくさんの微生物がいますから、そうした環境中にLPSは多量に存在することになります。

植物は風に揺れ、収穫された作物の上を風が渡り、水は陽に照らされて蒸発し、土は乾燥して舞い上がり、ＬＰＳは空気中に漂います。すなわち、呼吸を通じても人間はＬＰＳを摂取しているわけです。

農薬を浴びていない新鮮な野菜や果物等を積極的に食事で摂り、自然いっぱいのところで呼吸をしていれば、ＬＰＳ不足にはならないと言ってもいいでしょう。

しかし、現代社会においては、ヒトのＬＰＳ暴露量（空気中で自然に浴びる量）は極端に減ってきています。土の道路からアスファルト舗装の道路へ、生活排水垂れ流しの改善として下水道完備、森や林での樹木の伐採、耕作地での農薬や除草剤の散布（ＬＰＳが存在する共生菌を殺してしまいます）、宅地開発による緑の減少、コンクリートジャングルの増加、交通量増大による大気汚染……等々。現在のような衛生環境状態は人類が初めて経験しているものです。

若い人にはピンとこないかもしれませんが、少なくとも50年ほど前の暮らしはもっと自然が身近にありました。

私の子ども時代を思い出しても、草原を走り回ったり、林で木登りや虫取りや、川ではメダカをすくったり、田んぼでカエルをつまんでいじめたり、ススキで友達をくすぐったり、仕返しにイガ栗をぶつけられたり。

鶏を追いかけまわし、生みたての卵をもらって帰るとき、道に残された馬の糞を踏んづけてベソをかいたりしたことも。

女の子が花を摘んで首飾りづくりをしたりしていた風景も目に浮かびます。

仲間と川原の土手でヨモギ採りをして、それを友人のお母さんがヨモギ饅頭にしてくれたこともありました。

草笛を吹いた、笹舟を川に浮かべた、道端のキイチゴをもいで食べた、ホオズキをもんで種を取って口の中で鳴らした……挙げればきりがありませんが、おおよそ50歳以上の方なら、大なり小なり似たような体験をもっているのではと思います。

興味深いのは、そうした自然と触れ合う生活がどんどん薄れていくのと反比例するように、現代社会において、花粉症や喘息やアトピーなどのアレルギー疾患が出現し、子どもを中心として患者がどんどん増えてきていることです。

いまや、花粉症や喘息、アトピーなどは典型的な現代病。それらのアレルギー疾患で苦しんでいる人は、日本人ではなんと２千万人にも上ると言われています。

これまで何万年もヒトは微生物（細菌）と共存した生活をしていたのに、20世紀後半から衛生状態が格段と良くなったことで、それらに接する機会がぐんと減っているという現実。それはとりもなおさず、人々のＬＰＳ摂取の急激な減少を示唆しているものです。

ＬＰＳはアレルギー予防のカギを握る物質

２００２年、ドイツ・ミュンヘン大学のエリカ・ムーチウス教授が、「アレルギー体質になるかならないかは、幼いときのＬＰＳ暴露量にある」という調査結果に基づいた研究論文を発表したことにより、ＬＰＳとアレルギーの関係性が世界的に明らかになりました。

調査は、ドイツの田舎に住んでいる子どもと都会に住んでいる子どもを比較し、なぜ田舎の子がアトピー性皮膚炎や喘息にならないのか、その理由を追ったもの。論文の調査結果は次のような指摘をしています。

▽田舎に住んでいる。
▽兄弟が多い。
▽動物といっしょに暮らしている。
――などの子は、アレルギー体質になりにくい。
▽都会に住んでいる。
▽ひとりっ子。
▽動物といっしょに暮らしていない。
――などの子は、アレルギー体質になりやすい。

なぜならば、両者の間には、幼いときに浴びたＬＰＳ量に大きな差があるからだということでした。

補足として説明しておきますと、「ひとりっ子」がアレルギー体質になりやすいというのは、兄弟が多い場合に比べて「より親の目が届いているから」ということもあるのです。初めての子でもあり、病気になりはしないかと親は常に神経質になっている。外から帰れば「手を洗いなさい」と促し、子どもが動き回りそうな場所はいつもクリーンに掃除を行き届かせている。２番目、３番目の子どもになると、落ちたものを拾って口に入れても、親はもう泰然としてあまりきつく注意もしません。

兄弟が増えると、下の子は、まだ外に出て遊べない小さいうちから、外で遊んで帰ってくるお兄ちゃんやお姉ちゃんから、雑菌をもらえます。それに子ども同士は大人数でじゃれ合い交じり合うほど、多種多様な菌と出合うことができるのです（その意味では、託児所に預けるのも細菌感染の機会が増えますから、なかなか望ましいと考えられます）。動物との接触もまたしかりです。

アトピー性皮膚炎や喘息などのアレルギー疾患の環境因子として、ＬＰＳがもっとも強く逆相関を示した、つまりＬＰＳの摂取が少ないとアレルギー疾患が起こりやすいことを発表したこの報告は、当時ＮＨＫテレビでも特集されましたから（ＮＨＫスペシャル『病の起源・第６集／アレルギー　２億年目の免疫異変』２００８年11月放映）、ご記憶の方もいるかと思います。

農業の近代化が進んで土から離れたり、過剰にキレイすぎる衛生的な環境では、微生物も生きていけなくなり、ＬＰＳの量も少なくなります。

かつてのような生活に戻ることは難しいかもしれませんが、肝に銘じておきたいのは、環境が過剰にキレイになりすぎると、細菌と出合う機会が減ってしまい、そのことが私たちの免疫システムを狂わせてアレルギー疾患を生じさせてしまうということ。

現代病とも言われるアトピー症をはじめとするアレルギー疾患の急増は、ＬＰＳ

摂取の低下とも深く関わっていると考えられる以上、できるだけ意識してＬＰＳを体に摂取するようにすることが肝要です。

特に赤ちゃん。周囲のものを手当たり次第なんでも口にもっていって舐めようとしますが、お母さんは、ピリピリしながらすべてどけていかなくてもいいのです。パンダの赤ちゃんは生まれたらすぐに土を舐め、お母さんのウンコを舐めます。コアラの赤ちゃんも母親のウンコを舐めます。

人間の赤ちゃんの行動も似たようなものです。適度にバッチイものを舐めていくことで、多様な菌が体内に入っていきます。もちろんその中にはＬＰＳも含まれます。哺乳瓶をはじめスプーンやテーブルやおもちゃに至るまで、神経質に消毒して育てていくと、子どもの免疫系は正常に機能しなくなる恐れがあります。

また、コンクリートで囲まれた都会で子どもを育てている親は、休みの日など時間を見つけては、わが子をできるだけ緑が多い場所や田舎に連れて行ってあげましょう。「清らかな空気」を吸いに、ではなく、「菌がいっぱいの空気」を思う存分吸いに、です。草や土の上で十分遊ばせてあげてください。

LPSの適量摂取で、お子さんの免疫力が上がり、アレルギーを予防できる可能性が高いと言えるのです。

LPSの摂取を、子どもが誕生した瞬間から、親はぜひ心配りしてほしいと思います。

アトピーの改善に効果大。花粉症の抑制も

最近の厚生労働省の調べによると、日本人の3人に1人が何らかのアレルギー疾患に罹患しているというデータがあります。

そのうち、アトピー性皮膚炎の有症率は、4カ月児12・8%、3歳児13・2%、小学1年生11・8%と、7~8人に1人の子どもがアトピー性皮膚炎にかかっています。また、大学生の有症率も8・2%と意外に高く、近年では大人も増加傾向に

あるといわれています。

免疫にはワクチンに代表されるように、新たな抗原を認識する受容体を作り出す獲得免疫と、異物を識別して排除する自然免疫とに分けられますが、アレルギーとは、獲得免疫の作用によって起こるものです。環境中に多く存在する非感染性の物質（例えば、食品成分、花粉、ダニ等）に対して、体内でＩｇＥ抗体が過剰に誘導されることで引き起こされます。

獲得免疫には、ヘルパーＴ細胞による「細胞性免疫〈Ｔｈ１型〉」と、抗体をつくる「体液性免疫〈Ｔｈ２型〉」という２つのタイプがあります。ふだんは相互に仕分けしながら、バランスを取り合って病原体を排除するよう働いています。ところがアレルギー疾患に陥ると、〈Ｔｈ２型〉の出番が、がぜん多くなってきます。異物排除のために頑張ってＩｇＥ抗体をつくりすぎてしまうため、〈Ｔｈ１型／Ｔｈ２型・免疫バランス〉はきわめて不均衡な状態に。体の中で、このアンバランスな状態が続くことが、さまざまなトラブルを発生させるというわけです。

例えば、天秤を頭に描いてみてください。片側に〈Th1型〉、もう一方には〈Th2型〉を〝載せ〟たとして、秤が水平に保たれている状態が正常な健康体。〈Th2型〉のほうが下がって大きく傾いた状態がアレルギー疾患を起こしているとき、ということです。イメージとしてはそういう感じです。

いったん不均衡になってしまったバランスを、もとの〝水平状態〟に戻すことさえできれば、アレルギー症状は改善に向かうのですが、なんとLPSには、この傾いた獲得免疫のバランスを、もとの状態に正す力があるのです。専門的な話をしますと、LPSには「インターロイキン12」という物質を誘導する働きがあり、これが〈Th1型〉を優位にするのです。

そもそも自然免疫は、獲得免疫をコントロールする役割をもっていますから、自然免疫の司令塔であるマクロファージに強い影響を及ぼすLPSの活躍は、まさに〝最強の助っ人〟と呼べるものです。

免疫バランス

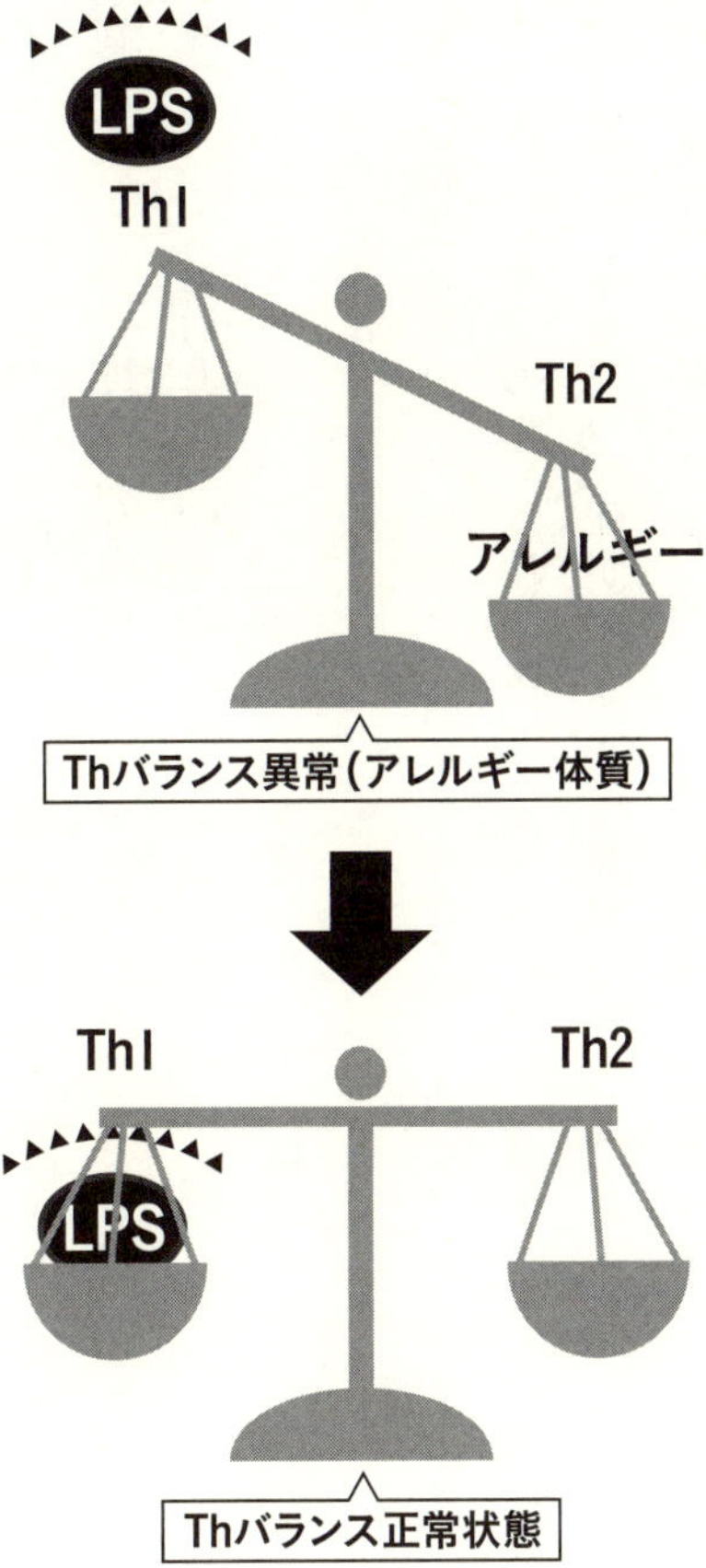

いずれにしても現代社会は〈Ｔｈ２型〉のほうに偏りやすい環境になっていることは否めません。食事や生活の乱れ、ストレスなどから、体の不調を訴える人も増えています。この問題の解決には、獲得免疫の〈Ｔｈ１型／Ｔｈ２型・免疫バランス〉を制御する自然免疫の関与が何よりも重要だということがおわかりいただけると思います。すなわちＬＰＳがそのバランスを制御することで、アレルギー疾患の症状を改善することができ、また各種アレルギー疾患の予防もできるということなのです。

動物実験でもＬＰＳが抗アレルギー効果をもつことを調べてみています。

マウスの体にＩｇＥ抗体を入れた後に、耳たぶに抗原を塗布すると、即時型の浮腫が1時間後に、遅発性の浮腫が24時間後に観察されます。しかし、ＬＰＳを抗原塗布3時間前に皮内投与すると、驚くほど高い抑制効果が誘導されることを見出しました。ＬＰＳの作用は即時型と遅発型の両反応を強力に抑制できるものであり、きわめて有効性が高いことが特徴です。

参考までに、マクロファージがアレルギー疾患に対して、どのように働いているかについては、次のような報告があるので紹介しましょう。

東京医科歯科大学・大学院医歯学総合研究科・免疫アレルギー学分野・烏山一教授らが、皮膚アレルギーの病巣部に集まっているマクロファージが、炎症の火消し役として働いていることを明らかにしました。

確認に用いたのは、慢性皮膚アレルギー炎症のモデルマウス。体内のどこかに炎症が起こると、マクロファージは血液中から炎症の現場に浸潤して集まってきますが、マウスの炎症部位に集まっている白血球を調べると、そのうち半数近くがマクロファージであったと。ただし、病巣部に集まっているマクロファージが炎症を増悪化させているのではないか？　という疑いも生まれます。そこで烏山教授らはこれを調べるために、そのマウスの病巣部にマクロファージが集まれないようにしてみました。そうすると、炎症はますます増悪化。次に、このマウスの病巣部に正常マウス由来のマクロファージを注入すると、炎症が抑制されていくことが判明したのです。

この実験においては、血液からアレルギー病巣部に浸潤したマクロファージは、病巣部の環境によって「炎症抑制型」に変化していることも、明らかになっています。

——アレルギー疾患を快方に向かわせようとするマクロファージ。その働きを助け、さらにパワーアップさせるLPS。各種アレルギー疾患を改善する担い手として、その可能性に期待がかかります。

それと、もう一つ付け加えると、つい最近、LPSによるアレルギー抑制のメカニズムに関して新たにわかってきたことがあります。

マクロファージ（単球）は血液の中の〝白血球チーム〟に属していますが、この同じチームに、免疫応答を抑制的に制御する「レギュレタリーT細胞」という細胞が存在します。これまで、自己抗原に対する反応を抑えたり、アレルギーの沈静化に働くことは知られていましたが、最近になって、この「レギュレタリーT細胞」は、ＬＰＳの刺激を受けることで増殖してパワーアップすることが明らかになってきています。そして同じ白血球仲間の好中球（炎症に対し血管から組織内に入って貪食や殺菌をする）が活性酸素を出すのを抑える役目も果たすなどして、アレルギーや炎症を抑制することがわかりました。

私たち研究グループは長年、主としてＬＰＳとマクロファージの関係に着目してきましたが、ＬＰＳの作用は、じつはもっと多くの細胞を介していることが予想できます。

■アトピー性皮膚炎に対するＬＰＳの抑制効果

私たち研究チームは、帝京大学医学部附属溝口病院皮膚科・安藤巌夫助教授（当時）の協力により、アトピー性皮膚炎と診断された患者5例に対し、ＬＰＳ溶液（10μg／ml）を1日に1ml×3回、2ヵ月飲用してもらいました。

いずれの症状も難治性で経過の長い患者さんたちでした。

にもかかわらず、その結果は、5例のうち4例に皮疹および掻痒《そうよう》感の改善が確認されました。

■花粉症に対するLPSの抑制効果

あらかじめ花粉症にかからせておいたマウス（花粉症誘導操作）に対し、LPSを混ぜた飲水を摂取させたところ、水だけを与えたマウスに比べ、花粉症の症状に由来する鼻かきの回数が格段に減少しました。この試験から、LPSの花粉症に対する抑制効果を確認することができました。

ステロイドの副作用を抑え、改善効果を発揮させる

抗炎症剤の、通称ステロイドと呼ばれている薬は、そもそも体の中でつくられる

副腎皮質ホルモン（コルチゾール）を利用したものです。

とても強力に炎症を抑える力があるのですが、アトピー性皮膚炎などで長い期間使用すると、皮膚が薄くなったり、骨粗しょう症や高血糖、感染症のリスクを高めるなどの副作用も引き起こしてしまう、ちょっと要注意の薬として認識している人も多いかもしれません。

この副作用には、免疫細胞がアポトーシスと呼ばれる細胞死を誘導させることが関係しています。

しかし、ＬＰＳでマクロファージを活性化しておくと、細胞死を回避できることがわかっています。ＬＰＳを併用することで、ステロイドの副作用が低減され、改善効果が期待できるのです。つまりは、副作用を抑えて良い効果だけを発揮させることができるわけです。

これは、イスラエルの研究者が『Scientific Reports』に最近発表したものですが、骨髄細胞をマクロファージに分化させてデキサメタゾン（合成ステロイド）と培養すると、普通なら30％がアポトーシス（細胞死）してしまうところ、ＬＰＳで活性化しておくと、マクロファージは細胞死をほとんど回避出来る、ということを明らかにしています。その仕組みとしては、ステロイドの作用をブロックする受容体をＬＰＳが増やすからです。

これまで、ＬＰＳは不思議とステロイドと併用しても皮膚の状態を改善する結果があることが知られていたのでしたが、ＬＰＳの有用な理由が、また見つかったことになります。

ペットのアトピーにもＬＰＳは効く

ＬＰＳは小動物が摂取しても抗アレルギー作用を示します。

犬のアレルギー性皮膚炎は、ノミ、花粉、ハウスダスト、食べ物などが原因となります。一説には日本のペット犬の20～30％が発症しているとされ、蔓延していますが、その原因の一つは遺伝因子（体質）です。柴、シーズー、ゴールデン・レトリーバー、ラブラドール・レトリーバーなどはアトピー性皮膚炎になりやすい系統です。そしてもう一つは、環境因子です。

シーズー犬（オス10歳）の一例を示します。7歳頃よりアトピー性皮膚炎を発症して、ステロイドの投与後も掻痒感が増し、脱毛、白内障が観察され、インターフェロンγの投与を行いましたが改善効果が得られませんでした。試しに1カ月間、20～100μg／kg体重／日のLPSを飲み水に混ぜて投与したところ、劇的な症状の緩和効果が得られました。また、アトピー症状のある10頭の犬に6μg／kg体重／日のLPSを飲み水に混ぜて与えたところ、7頭でアトピー性皮膚炎に対する効果が観察されました。

そこで、獣医師の協力を得て、さらに本格的な調査を行うことにしました。

アトピー性皮膚炎もしくはアレルギー性皮膚炎と診断された犬153頭（ステロイド剤、抗ヒスタミン剤、抗菌剤など薬剤投与ありの犬が127頭、併用薬剤なしの犬は26頭）が対象。平均年齢は7・5歳。

体重あたり1日10～20μg／kgを目安に、1～2カ月間、食事または単独でLPSを投与しました。投薬がある場合は併用しますが、この間は原則としてほかにサプリメント投与は行わないこととしました。そして投与前後の症状を評価しました。

結果、LPSサプリメントを経口投与した153頭中、著しい効果が見られた23頭と効果を示した67頭、合わせて90頭（58・8％）に改善効果が認められました。変化なしは58頭（37・9％）、悪化5頭（3・3％）で、重篤な副作用は認められませんでした。

オス（改善率69・1％）とメス（50・6％）では、オスのほうがLPSに対して有効性を示しました。また、シーズー、トイプードルは改善率40％以下でしたが、チワワは改善率80％を示し、犬種によりLPSの有効性が異なる可能性が示唆されました。

別の例として、ミニチュアダックスフンド（9歳）の改善例もあります。

■フレンチブルドッグのアトピーに対する改善効果例

犬種：フレンチブルドッグ（雌、9歳）
症状：季節性の細菌性皮膚炎の再発を繰り返す
治療：パントエア菌LPS剤9粒／日

投与前

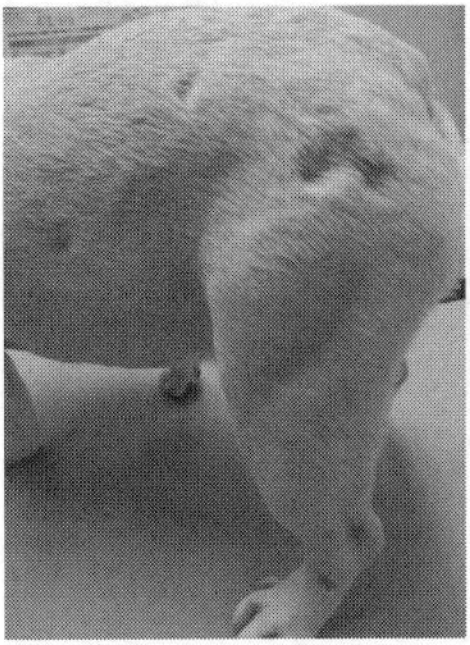

投与9週間後

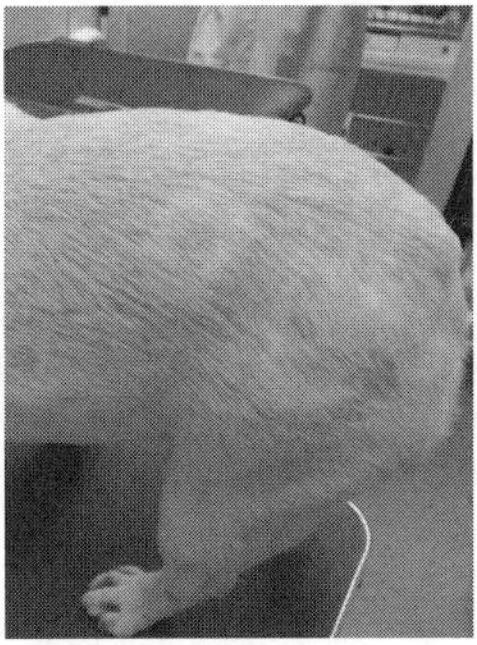

■ミニチュアダックスフンドのアトピー改善症例

犬種：ミニチュアダックスフンド（9歳）
症状：2歳で発症
治療：LPS素材の投与（体重あたり6μg/kg/日）

7月1日（投与直前）

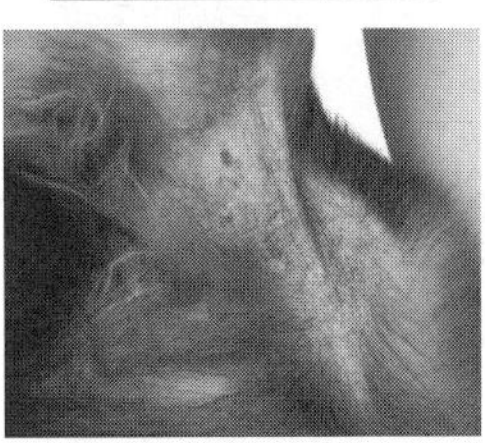

9月1日

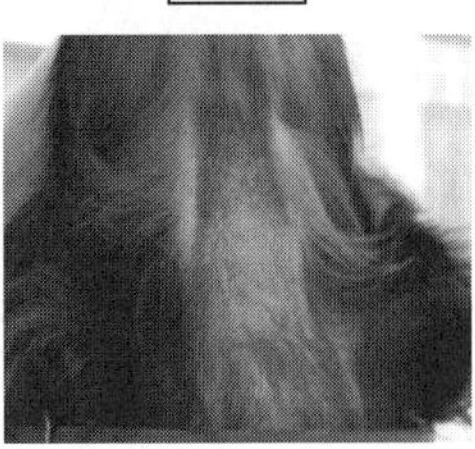

この犬は2歳のときにアトピーを発症。LPS投与を開始したときは、皮膚はただれ毛がごっそりと抜けていましたが、徐々に回復していき、2カ月後には皮膚が正常になり、毛が生え揃い始めました。シーズー犬のときよりも低濃度のLPSを投与しており、改善まで日数がかかっていますが、ゆっくりとでも確実な改善を示しました。

これら以外も改善例は数多くあり、LPS投与は犬のアレルギー性疾患の治療法として、有効なサプリメントであることがわかったのです。

私たちはさらに、犬にLPS入りの飲み水を与える場合、どれくらいの濃度がいちばん好んで飲まれるかについても調べました。さまざまに濃度を変えて実験を重ねた結果、LPSを、「0・08～0・8㎍／ml」含んだ水に嗜好性が高いことを見出しました。今後、この配合は、犬以外の他の動物のアトピー予防・改善対策にも役立つと考えられます。

抗菌グッズの使いすぎはアレルギーのもと

抗菌歯ブラシ、抗菌まな板、抗菌クシ、抗菌タオル、抗菌クッション、抗菌マット、抗菌毛布、抗菌枕、抗菌布団、抗菌下着、抗菌ソックス、……。さらには電車の中には「抗菌つり革」まで！

現代では私たちの身の回りには〝抗菌グッズ〟が溢れています。

「抗菌〇〇」だけではありません。「アルコール除菌をするお手拭き」をはじめ「除菌〇〇」というグッズもよく見かけます。衣類やソファなどにシュッと吹きかける消臭除菌スプレーというのも大変な人気です。

しかしながら、これまで述べてきたことでもわかるとおり、人間は菌との共存共栄で免疫力を高めることができるのです。

私が言いたいその菌の代表は、ＬＰＳを供給するグラム陰性菌です。

不必要なほど除菌や消毒がなされた、抗菌グッズだらけの環境は、一見〝清潔そう〟に感じても、私たちの健康を守ってくれるものでは決してありません。

皮膚常在菌は減少し、免疫力は著しく低下し、アレルギーを起こしたり、病気になるリスクがかえって高まります。


じつは最近、『サイエンス』（2012年4月号）に、除菌や殺菌と病気との興味深い関わりを報告した論文が発表されて注目を集めたので、紹介しましょう。

厚生労働省が特定疾患に指定している、炎症性腸疾患（IBD）、クローン病、潰瘍性大腸炎は、アレルギー疾患と同じように年々患者数が増加している病気で、社会的に大きな問題となっていますが、論文では、この炎症性腸疾患（IBD）の発症が、幼児期の細菌の暴露量と逆相関にあることがわかったというのです。論文は次のように説明しています。

これらの病気には、アレルギー発症と関連するT細胞の、これまた一種である「iNKT」という細胞が関与しており、細菌のまったくいない無菌マウスを用いて発症実験をしたところ、増悪化が見られました（無菌マウスは、通常のマウス〈＝細菌のいる状態〉に比べ、気管支や腸管においてｉＮＫＴ細胞は数倍多い）。ところが無菌マウスを新生児期に細菌のいる状態に戻すと、ｉＮＫＴは減少を示しました。ちなみに大人になってから細菌のいる状態に置いても元には戻りません。

さて、ヒトの赤ちゃんも無菌マウス同様、母胎の中では無菌状態です。生まれ落ちてすぐに細菌と出合い、常在性細菌叢（フローラ）が口、皮膚、腸などでつくられていきます。しかし、除菌や殺菌などといった細菌のいない生活環境を周囲につくり上げていくと、良いフローラがうまくできず、ｉＮＫＴを制御できない状態になって、ひいては炎症性腸疾患（ＩＢＤ）の発症を招く――と、論文は結んでいます。

どんなフローラが良いのかは、まだこれからの課題ではあるようですが、この論文は、私たちに除菌や殺菌をむやみに行うことの怖さを教えてくれます。

これからは除菌や殺菌にばかり躍起になるのではなく、細菌とうまくつきあっていく術《すべ》も学ばないといけないのではないでしょうか。

第5章

「病」を寄せつけない免疫ビタミンの実力

免疫ビタミンLPSの【防ぐ力】（主な例）

ガン予防／LPSは抗ガン剤の副作用抑制もする

いまや日本人の2人に1人は何らかのガンにかかる時代だと言われていますが、LPSは、強力な自然免疫を発動させて、ガン排除のために働きます。

そのメカニズムをよりわかりやすく理解するために、免疫という体の防御機構のおさらいをいま一度しておきますと――。

防御の基本を担っているのは白血球で、その中心にいるのはご存じマクロファージです。このマクロファージが司令塔となり、刺激の違いを判断しながら、仲間の顆粒球とリンパ球にさまざまな指令を出して働かせます。顆粒球は細菌処理が上手で、顆粒球より少し小さいリンパ球は小さな異物処理が得意。リンパ球はさらにT細胞、B細胞、NK（ナチュラルキラー）細胞などに細分化されています。

体内に異物が侵入してきたら、Ｔ細胞は勇んで捕らえに向かい、Ｂ細胞は急いで抗体をつくり、その抗体で〝敵〟に立ち向かいます。ＮＫ細胞は、あたかもお巡りさんのように体内をくまなくパトロールしながら、ウイルスに感染した細胞や毎日５０００個も生まれるガン細胞を、見つけるや即抹殺しています。

さて、ガン免疫の原点は、自然免疫系がガンを異物として認識して、殺して処理することから始まります。

そこで得た異物情報がＴ細胞やＢ細胞に渡され、ガン免疫が誘導されていきます。具体的には、特異的にガン細胞を殺すことのできるキラーＴ細胞（Ｔ細胞からさらに分化した免疫細胞）を誘導できれば、ガンに対抗することも可能です。しかし、そのためにはまず、ガン免疫を間違いなく誘導する必要があり、容易なことではありません。

ところが、最近の研究で、それにはＮＫ細胞とマクロファージの共同作業が重要なことがわかってきました。

T細胞もB細胞もいない免疫不全マウス（欠損マウス）と、さらにNK細胞もいない重度免疫不全マウス（あえて重度にした欠損マウス）に、それぞれガン細胞を移植した実験で、NK細胞の役割が見えてきたのです。

それは、NK細胞がインターフェロン-γ（感染症やガンに対して免疫系反応を促進するタンパク物質であるインターロイキンの一種）によってマクロファージを活性化し、〝ガンを攻撃するマクロファージ〟と〝ガン抗原を提示するマクロファージ〟を誘導するということです。NK細胞とマクロファージが強力な共同戦線をつくることで、がん免疫を誘導することができるわけです。いわば戦友として戦ってくれるのですね。

ということは、マクロファージを活性化してパワーアップさせるのはLPSですから、ガンとの戦いに勝つカギを握っているのはLPSであると言えるのです。しかも、ストレスが溜《た》まるとNK細胞は非常に弱まります。その弱ったNK細胞にもLPSは働きかけ、活性化を促すことが研究によって明らかになってきました。

またもう一つ興味深い研究報告として、ガン免疫を機能させるには、リンパ節のマクロファージが重要なことも最近わかってきました。ガンのワクチンを皮下に投与することがリンパ節のマクロファージに情報を送るのに適しており、大変注目されています。

副作用の抑制

さらに、ガンをやっつけるために抗ガン剤を用いた場合、副作用が出てしまうことが問題になりますが、ここでもＬＰＳは抗ガン剤の副作用を抑制し、かつ、抗ガン剤の効果を増強することができるのです。

次の研究データは、そのことを明らかにしたものです。

複数のマウスの腹腔内にガン細胞（メラノーマ／悪性黒色腫）を移植。通常、こういう状態では３週間以内にすべてが死亡してしまいます。ドキソルビシンという抗ガン剤を投与すると、延命効果が見られる程度で、やはりすべて死亡。しかし、このマウスたちにＬＰＳをドキソルビシンの投与と共に毎日経口投与したところ、著しい延命効果が見られました。そのメカニズムの解析により、ＬＰＳは抗ガン剤の免疫細胞への障害を抑制し、宿主の自然治癒力を高めて抗ガン剤の効果増強に寄与していることが判明したのです。

このようにＬＰＳは、強力な自然免疫を発動させてガン発症を阻止するとともに、ガンの治療による体への負担軽減も期待できる物質です。

アルツハイマー病予防／ＬＰＳがアミロイドβの蓄積を防ぐ

アルツハイマー病（アルツハイマー型認知症）の患者は、65歳以上の日本人の10％、約２５０万人に達しているといわれています。

アルツハイマー病の病因は、老人斑を構成するアミロイドβという不溶性タンパク質が脳に溜まり、神経原線維に変化が生じ、神経細胞死に至ることで認知機能の低下などが引き起こされるためだと考えられます。言い換えると、凝集体となったアミロイドβは、いわば脳にできるたちの悪いゴミ。これが神経細胞に毒性を示して、最終的に脳が萎縮することで発症するのです。

脳の主役である神経細胞の分裂増殖は限定的です。私たちは生まれてからずっと大半は同じ細胞を使い続けているのです。この長寿な神経細胞の機能を維持するためにはアミロイドβの排除を中心とする丁重なケアが要求されますが、マイクログリアという名の脳組織マクロファージがその任務に関与しています。

そのことがはっきり示されたのは２００４年。東京都医学研究機構・精神医学総合研究所の秋山治彦副参事研究員らは、米医学誌『ネイチャー・メディシン』に、脳内のマイクログリア細胞がアミロイドβを取り除いていることを発表しました。

秋山研究グループは、アルツハイマー病の比較的早期段階で肺炎を起こして死亡した患者の脳を観察して、周囲に比べアミロイドβが蓄積していない部分があることを発見し、この部分を詳しく分析しました。その結果、患者が軽い脳梗塞を起こしたこと、そしてその部分だけマイクログリアの働きが活発になっていたことがわかり、脳内ではマイクログリアが、沈着するアミロイドβを分解することを突き止めたのでした。

さて、アミロイドβは誰の脳にもでき、日々できてくるので、マイクログリアが見つけてはせっせとそれらを食べて除去しています。

しかし、加齢やストレスや睡眠不足などによって、マイクログリアのアミロイドβの除去能力が低下してしまうと、だんだんこれが溜まっていきます。

早い人では40歳代から蓄積が始まるともいわれていますが、現在のところ、アルツハイマー病にかかったら、残念ながら症状を遅らせる治療しかありません。

では、アルツハイマー病にならないようにするためには、どうすればよいのか。それには、脳内のマクロファージ（マイクログリア）の機能を活性化させることが、一にも二にも重要だということになります。つまり、LPSの出番がここでも期待されるわけです。

LPSの摂取でマクロファージの適切な活性化状態（プライミング状態）を誘導

すれば貪食機能が強まり、アミロイドβの排除が促進されます。

実際に、アミロイドβができやすいように遺伝子操作したマウスに、低分子量のＬＰＳを腹腔内投与する実験をしたところ、マイクログリアのアミロイドβを貪食していく能力が高まることがカナダの研究者から報告されています。もちろん、脳の老人斑が抑制され、学習障害が抑制されることも確認されています。私たちも、マウスのマイクログリア培養細胞株（Ｃ８Ｂ４）を用いて、ＬＰＳがアミロイドβの貪食を高める効果を確認する試験を行いました。その結果、ごく微量のＬＰＳで、アミロイドβの貪食が高まるという効果が確認できました。

ところで、マイクログリアによるアミロイドβの除去活動は、私たちの睡眠中に活発になることがわかっています。アルツハイマー病予防には睡眠も重要な要素です。

日本の睡眠障害者は年々増加していて約２０００万人に達し、そのうち睡眠薬を内服している人は200万人もいるそうです。

増加している睡眠障害には、生活習慣の変化による睡眠時間の減少（日本人の平均睡眠時間：1960年は490分、2005年は440分）が関連していると考えられていますが、人に0・2ng／kgのLPSを投与したときにノンレム睡眠が増加したという報告データがあります。

さらに、私たちの研究でも、腹腔鏡下の胆嚢摘出術をする患者にLPSの口腔内投与を行い、手術後の睡眠スコアを調べたところ、眠りの改善が認められています。

そんなに遠くない将来、自然免疫制御による（すなわちLPSの力による）睡眠改善食品などというものが登場する可能性もあるのではと思います。

うつ病予防／LPSは脳内幸せ物質βエンドルフィンを増やす

例えば、美味しいものを食べることは、ヒトの喜びの重要なイベントです。香りや味や盛りつけなど、素材と創造力を十分生かした美味しいものを食べると、幸せを感じて脳機能が活性化されます。

脳内の幸せ物質は、βエンドルフィンやドーパミンが有名です。

βエンドルフィンは文字どおり脳内モルヒネ様物質で、モルヒネが結合するオピオイド受容体に結合して多幸感を誘導して、ストレスなどによる不安感に対しても、少々のことでは体調が崩れなくなります。

また、βエンドルフィンにはマクロファージの活性化を誘導する作用もあることが論文で報告されています。気分がいいと自然免疫力が高まるのは経験的にわかっていましたが、こういうこととつながりがあると思われます。ちなみにマクロファージからもβエンドルフィンは産生されます。

一方、いい気分の逆の状態にあたるもの、それは「うつ病」です。

日本のうつ病患者はここ10年で倍になり約１００万人に達していますが、その30%は低セロトニン症が関係すると見られます。セロトニンは脳内のストレス抑制物質ですが、不安衝動を引き起こすモノアミン神経伝達物質でもあり、ドーパミンと共同で食欲・性欲を高め、ノルアドレナリン（ドーパミンから合成）と共同で攻撃性が高まります。

従って、うつ病の予防としては、まずセロトニン欠乏症に効くトリプトファンの多い食事が推奨されているのですが、同時に、幸せ物質のβエンドルフィンを増やしてマクロファージを活性化させることも忘れてはなりません。そのためにもマクロファージをパワーアップさせるLPSの摂取は有効です。マクロファージ自体から産生されるβエンドルフィンの量も増えます。

βエンドルフィンやドーパミン、それとセロトニンといった脳内物質のバランスを上手にとりながら、精神をより幸せな状態にシフトさせることが、うつ病に陥らないコツと言えます。

感染症予防／LPSはインフルエンザワクチンの増強効果も示す

日頃からLPSを摂取しておけば、感染症に強い体になります。

ＬＰＳは、マクロファージにあるＴＬＲ４（トルライク・レセプター４）という受容体に結合して働くことを第2章で説明しましたが、例えば、正常なマウスとＴＬＲ４の働かないマウスを用い、同時にサルモネラ菌に感染させると、前者は生き残るのに対し、後者はすべて死亡してしまいます。

サルモネラ菌は、腸管の上皮細胞やマクロファージの中などに潜り込んで増殖し、食中毒の症状をもたらす怖い菌。ＬＰＳが働かないと、このような悪い菌による感染症に負けてしまうという明確な例です。

ストレスによる体調不良や免疫力の低下が起きていると、体は特に感染症を招きやすくなります。常にＬＰＳ不足にならないよう注意することが健康維持の面からも大切です。

また最近、別の面からもＬＰＳが感染症予防に役立つという報告が発表されました。それは、インフルエンザワクチンの効果を増強する力があるというもので、大変注目を集めています。

その効果を理解するためにワクチンについて少しお話ししますと――。

細菌やウイルスに感染すると、それに対する抗体をつくって防御するというのは獲得免疫の仕事ですが、一度抗体をつくると体はそれを覚えていて、次に同じ細菌やウイルスが感染したときには、一度目よりも速やかに抗体がつくられ、速攻でやっつけてしまうことができます。この仕組みを利用した感染防御法がワクチンです。

つまり、感染率の高い細菌やウイルスの一部あるいは殺したものを接種することで、あらかじめ抗体をつくらせて体の中に記憶させておくわけですね。

そしてこのワクチンの接種方法といえば、皆さん注射を思い浮かべると思いますが、最近は経口ワクチンが開発されつつあります。

文字どおり、口から入れて舐めたり飲んだりするワクチン。針で痛い思いをしなくていいし、自宅でも接種／摂取できます。じつは、口腔や喉は免疫応答の非常に活発な部位です（口は風邪のウイルスが最も侵入しやすいところですから、当然と言えば当然と言えますが）。加えて、注射により体内で抗体がつくられる場合は、ウイルスや細菌が口から体内に入り込むのを許してしまいますが、口腔粘膜で抗体がつくられれば、水際で退治することができるわけで、場合によっては注射よりも高い感染防御が期待できます。

ところでワクチン製剤は、細菌やウイルス成分だけを入れておくのでは効果がなく、アジュバンドと言われる獲得免疫補助剤を入れることが必要です。

経口ワクチンにおいてもアジュバンドは必要ですが、アジュバンド役として臨床で使用されている物質は少なく、安全にしかも強いアジュバンド効果をもつ物質が求められています。そんな背景の中、このアジュバンドとしてLPSが非常に優秀であることが、明らかになったのです。

発表したのは、日東電工と大阪大学の研究グループ。

LPSを舌下に投与すると、インフルエンザワクチンの効果を増強するとともに、粘膜免疫に重要な働きをもつIgA抗体が全身的に誘導されることを明らかにしました。

普通行われているワクチンの皮内投与ではＩｇＡ抗体は誘導されません。つまり現在のワクチンではインフルエンザが粘膜を通じて感染することは防げません。感染後に感染が重症化することを防ぐのです。一方、舌下投与の場合にはＩｇＡ抗体が誘導されるので、感染そのものを防ぐことが期待されます。

論文では、マウスにおいて、ＬＰＳを配合したワクチン製剤の舌下投与は、通常ワクチンの皮内投与と比べて、同等の抗体産生があり、また実際のインフルエンザウイルス感染実験における生存率も高いことが示されています。

このことは、ＬＰＳとともに舌下投与したインフルエンザワクチンによって、全身で粘膜免疫系を含む免疫が活性化され、インフルエンザ感染に対する抵抗性が獲得されたことを意味します。ＬＰＳの舌下投与が粘膜免疫を活性化することがわかったことは、ＬＰＳ効果の発現解明に一歩踏み込んだ成果と考えられます。

実際に医薬品の補助剤として開発するには時間がかかると思いますが、ＬＰＳを配合した経口ワクチン製剤の、できるだけ早い使用が期待されます。

ＬＰＳの感染防御力は、ヒトばかりでなく、水産養魚殖の分野でも高い効果を見せています。

全国各地の養殖場でＬＰＳを用いた試験が行われた結果をご紹介しましょう。ＬＰＳを添加した飼料とＬＰＳを添加していない飼料を、それぞれ１万６５００尾の真鯛に投与したところ、ＬＰＳ添加グループのほうが明らかに高い生存率を示しました（高知県）。同様の試験が、ヒラメ養殖（愛媛県）、カワハギ養殖（大分県）でも実施され、いずれもＬＰＳ投与グループの生存率が高いことが明らかになりました。その他、クルマエビ養殖の感染予防、ウナギ養殖における成長促進効果、ギンザケやアユのワクチン効果増強作用などが確認されています。

高血圧予防／ＬＰＳは塩分濃度を下げるサポートをする

塩分を摂りすぎた食事は高血圧につながるので、要注意であるのはよく知られていること。塩分を摂りすぎると、体は浸透圧を一定に保つため、水分が血管内に入り込み血圧が高まり、それが高血圧を引き起こすのです。さらには脳出血、心不全、心筋梗塞、腎不全などの病気の引き金にもなっていきます。

通常、体の塩分はゆっくりと腎臓で排出されていますが、マクロファージは皮膚に溜まっている水の塩分量も制御していることが明らかになりました。

体重の約60％は水分です。この水分の３分の２は細胞の中にあり、残り３分の１は血液と間質（細胞と細胞の間）にあります。間質の中の水分（間質水）は、血液の４倍にあたる量で存在し、中でももっとも間質水が多いのは皮膚です。

塩分の多い食事をすると、血液の塩分は腎臓からの排出に加えて、間質に取り込まれることでバランスを保ちますが、なんと、マクロファージは塩分を感じて皮膚に集まり、リンパ管を形成して間質の塩分濃度を下げる働きをすることがわかったのです。この事実は、つまりマクロファージが働かないと高血圧になるということです。

マクロファージの生体維持能力は塩分や水分にも及んでいるわけで、ほんとうにその守備範囲の広さには驚かされます。と同時に、そのサポートをしているＬＰＳの活躍にも十分留意するべきで、高血圧を招かないためにもＬＰＳの摂取は欠かせません。

糖尿病予防／ＬＰＳは終末糖化産物〈ＡＧＥｓ〉の排除を助ける

わが国の糖尿病と糖尿病予備群の合計は２０５０万人。なんと国民の５人に１人が該当する数で、もはや国民病とも言える病ですが、糖尿病患者の半数もの人が治療を受けていないという報告もあり、放っておいている人が多いのも特徴です。

しかし、糖尿病をそのままにして悪化させていくと、やがて恐ろしい合併症を引き起こします。糖尿病の3大合併症と呼ばれるのは、神経障害、網膜症、腎不全。最悪の場合には、手足の切断、失明、人工透析にまで至ってしまいます。

高い血糖値が続くことが糖尿病を引き起こすもと、と言われていますが、高い血糖値が問題になるのは、終末糖化産物〈AGEs〉というものが体内でできるからなのです。〈AGEs〉はタンパク質に糖が結合した物質で、体内でも化学反応でできてしまうやっかいなもの。有名な糖尿病のマーカーにもなっているヘモグロビンA1cは〈AGEs〉の一種です。

特に高血糖で酸化ストレスが高いと体内の〈AGEs〉量が高くなります。糖尿病で起こる、神経障害、網膜症、腎症なども、〈AGEs〉による細胞毒性と慢性炎症によることが指摘されています。

〈AGEs〉は、生活習慣病、アレルギー、ガンなどの原因にも挙げられ、特に美容関係では、しわ、たるみなどのいわば老化の原因物質の重要分子として、近年、非常に注目され始めています。

いずれにしても、この〈AGEs〉は生体内のゴミであり毒であることは間違いありません。

すなわちマクロファージにとっては真っ先に排除すべき「異物」。マクロファージは毎日、毎日、見つけ次第むしゃむしゃと食べて排除してくれています。LPSでマクロファージを活性化させることで、貪食能がより高まり、〈AGEs〉の排除がより促進されます。

生まれつき糖尿病を発症する特殊なマウスを使った実験でも、LPSの皮内注射によって糖尿病の発症が遅れることがわかりました。ヒトによる試験でも、明らかな血糖値の低下が認められています。

とはいえ、異常に増え続ける〈AGEs〉に対しては、マクロファージ（とLPS）といえども、その処理能力にも限度があります。〈AGEs〉がマクロファージによって排除されるレベルに制御するためには、血糖値を上げないような食事の工夫と、マクロファージの能力をアップさせるLPSの摂取が大事なポイントです。

高脂血症予防／LPSはHDLを減らさずにLDLだけを減らす

生活習慣病の代表格、高脂血症は、血液の中にいわゆる「悪玉コレステロール」と呼ばれるLDLなどが過剰に増加している状態です。いわゆるメタボですね。

ただしコレステロールは、ホルモンの材料になったり細胞膜をつくるなどの重要な役割を担っており、けっして不要なものではありません。すべての細胞にとって必要だから、あまねく体中に運ばなくてはならず、その役目を担っているのがLDL。LDLによるコレステロール輸送システムがあるから私たちの細胞は維持されているのです。運ばれたコレステロールは最終的にはいわゆる「善玉コレステロール」と呼ばれるHDLによる脂質輸送システムで回収されます。

しかし、中性脂肪が増えると、LDLが増加し、一方でHDLが減少するといった状況に陥って、不要なコレステロールを回収できなくなります。

じつはマクロファージには、このLDLを貪食する作用があることがわかっています。そして、ＬＰＳには、ＨＤＬは減らさず、ＬＤＬ値のみを下げる働きまでもがあるのです。その働きを実際に示す次のような実験結果があります。

家族性の高脂血症を発症しているウサギに、ＬＰＳを飲み水に混ぜて与えたところ、摂取させている期間は血中コレステロール値が下がっていくことが明らかになっています。このとき、ＬＤＬの値が下がる一方で、ＨＤＬの値には変化が見られませんでした。

実験では、ＬＰＳを摂取させたウサギの血中コレステロール値が、３週間ほどで２００㎎／dℓ以上下がるという結果が出ました。摂取を止めても１カ月程度は低い値を維持していたものの、その後は徐々に上昇することも明らかになりました。ＬＰＳによるマクロファージ活性化は、高脂血症予防の可能性を示唆しています。

ところで、増加したＬＤＬは、酸化ＬＤＬという毒性の高い物質に変化していってしまいます。その場合も、マクロファージが酸化ＬＤＬの排除をすみやかに行い、血管の健康を維持しようとしてくれるのですが、問題は、あまりにも酸化ＬＤＬが多すぎる場合。マクロファージもさすがに対処しきれなくなります。動脈では血管が傷つき、慢性炎症が続くと、さらにLDLが酸化され続けることになります。けなげなことに(?)、マクロファージは動けなくなっても食べ続けるため、その結果、マクロファージの細胞内にコレステロールの油滴がたくさんたまってしまいます。この状態が動脈硬化と呼ばれるものです。

なぜ、脂質異常症になるのか――端的に言えば、その人の生活習慣がマクロファージの処理能力を超えて悪いからです。

動脈硬化にならないためには、薬などは不要。自己を律して食事と生活習慣を正しくすれば、LDLも高くならず、動脈硬化も招きません。動脈硬化症になった動脈の組織切片の脂ドロドロ写真を見ると、この状態になった責任を僕らに転嫁しないでほしいというマクロファージの声が聞こえてきそうです。

LPSを上手に摂取して、マクロファージの異物処理能力を賢く維持していくことが、この病気の予防には何よりも大事です。

骨粗しょう症予防／ＬＰＳは骨密度の低下を抑制する

高齢者が健康的に生き生きと生活ができる社会づくりは、超高齢化社会を迎える日本において重要な課題となっていますが、高齢化に伴って現れる疾病の一つに骨粗しょう症があります。

骨量が減少して骨折しやすくなった状態が骨粗しょう症です。

特に女性は、「閉経」後の女性ホルモンの急激な低下によって、骨粗しょう症のリスクが高くなることが知られており、日本における骨粗しょう症患者は１０００万人に達すると言われています。

骨粗しょう症は骨折を招くことで寝たきり状態や認知症への引き金になります。従って、骨粗しょう症の予防は、高齢者が健康に生活するため、ひいては医療費削減のためにも、重要性の高い課題といえます。

骨は、体を支え、カルシウムの貯蔵庫として働いています。

骨は硬く、一度発育したら変化がないように見えますが、じつは絶えず古い場所が壊され、新しくつくられています（骨サイクル）。

具体的には、まず、マクロファージの仲間である破骨細胞が古い骨を溶かして除き、その後に、骨芽細胞がビタミンDの助けやカルシウムなどを使って、骨の石灰化を進めます。この両方の細胞がバランス良く働くと、しっかりと骨ができるというわけです。1年で20～30％程度は生まれ変わっています。

年をとってくると、だんだん骨が弱くなってきますが、それは、こうした新陳代謝が低下していくからなのです。この骨サイクルのバランスが崩れたときに、骨粗しょう症は起こります。

年配の女性たちは少し心配かもしれませんが、じつは、骨にとってＬＰＳは強い味方。骨代謝を促進する働きがあるのです。

私たちの研究では、ＬＰＳは、骨吸収も活性化するし、骨形成も活性化することがわかっています。つまりは骨の若返り。このように一つの物質で両方の作用に働

骨サイクル図

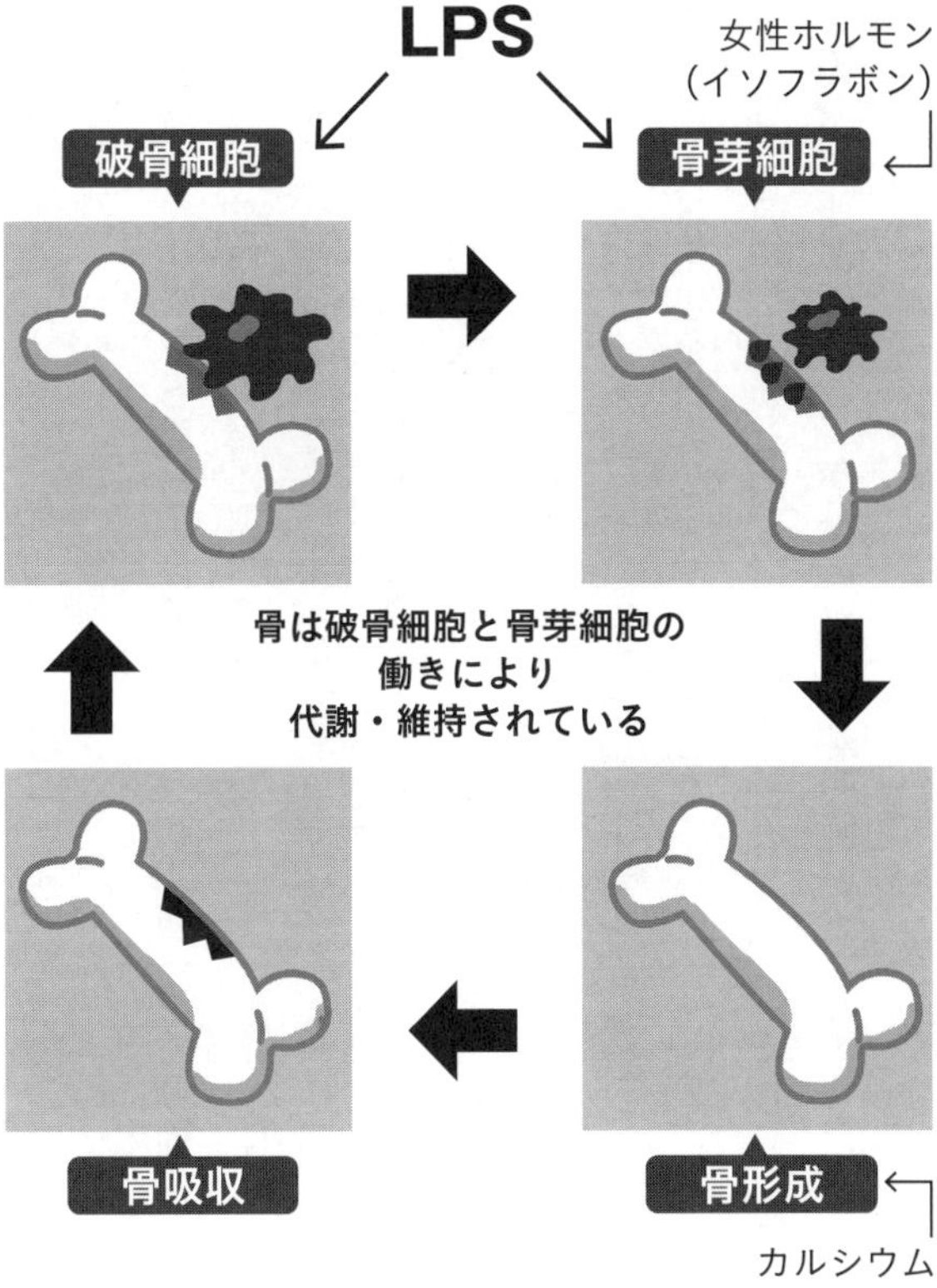
LPS
女性ホルモン
（イソフラボン）
破骨細胞
骨芽細胞
骨は破骨細胞と骨芽細胞の
働きにより
代謝・維持されている
骨吸収
骨形成
カルシウム

くというものはほかにはなく、骨にとってLPSは、きわめて貴重な存在と言えます。

私たち研究班は、LPSのヒトの骨粗しょう症予防への有効性について、LPSを配合した食品を使って実際に調べてみました。

ここで使用した食品は、粉末豆乳（女性ホルモンのエストロゲン様作用をもつイソフラボンを含むため、骨に良いとされている）にカルシウムを添加したもので、水または湯に溶かして飲めるタイプのものです。この食品（対照品）と、この食品にLPSを配合したもの（試験品）の2種類を準備し、40歳以上の女性48人を対象として、ダブルブラインド法（被験者も医師もどちらが試験品かわからない状態）で、3カ月間1日1包を摂取してもらいました。

摂取後（3カ月後）、さらに摂取終了から2カ月後、ともに、試験品を摂った人たちのほうが、骨密度の低下率が低いことが明確に示されました。

骨密度は20歳をピークに加齢とともに減少していく一方ですが、LPS摂取により、骨の減少をより抑制する、つまり骨密度を高い状態に保つことができ、ひいては骨粗しょう症予防につながることが期待される結果となりました。

その他にも、卵の殻は骨とよく似た性格をもっているので、私たちはこの卵の殻を用いたＬＰＳ効果実験もしています。ニワトリの卵殻は、骨に蓄積されたカルシウムがエストロゲンにより制御、代謝される内容が、そのまま殻の状態に反映することが知られており、人間の骨と同様、高齢の鶏では卵殻の強度が低下します。

実験は、４２２日齢の老鶏18羽を１群６羽ずつとして、飲水でＬＰＳを１日に60㎍飲ませる群、６㎍飲ませる群、まったく飲ませない群の3群に分け、１カ月飼育をしました。その結果、１日に60㎍飲ませた群は、まったく飲ませなかった群に比べて、はっきり卵殻強度の増加を示しました。

この卵殻強度の促進は、カルシウム代謝を促進することで、高齢ニワトリの卵殻形成の増強を示したと考えられます。

もちろん、骨粗しょう症の予防はＬＰＳだけに頼ればそれでいいわけではありません。カルシウム、ビタミンD、日光、運動……など、強い骨づくりに必要な要素をバランス良く整えることを、まずは心がけましょう。

免疫ビタミンLPSの【治す力】（主な例）

胃潰瘍を治す

胃潰瘍に対するLPSの抑制効果がわかった次のような実験があります。

マウスにLPSを10μg／mlもしくは1μg／ml含む飲み水を3～5日間自由に摂取させました。その後24時間絶食させ、インドメタシンの懸濁液の皮下投与などのストレスを与え、7時間後に胃の潰瘍部の長さを測定。その結果、潰瘍の発症を40～50％抑制することが示されました。さらに、インドメタシン投与1時間前にLPSを1μg静脈投与した結果、90％前後の抑制効果を示す例も認められました。

腎臓結石の治療を助ける

血液をろ過した原尿に含まれるカルシウムや尿酸、シュウ酸などが尿細管で固まってできるのが腎結石。結石の８割はシュウ酸カルシウムで、溶かす方法がなく、治療は体外から衝撃波で結石を砕くしかありません。

しかし、名古屋市立大学病院研究科腎・泌尿器科の岡田淳志医師、郡健二郎教授らがマウスを使った実験で、「１度できたら溶かせない」といわれていた腎臓結石をマクロファージが溶解する現象を発見しました。マウスにシュウ酸カルシウムの原料となる物質を投与して結石を作らせ、その後の経過を観察したところ、シュウ酸カルシウムの原料物質の投与９日目にマクロファージが５倍に増え、尿細管から出た結石を捕食し、消化していることがわかったのです。マクロファージの数は15日目には元に戻ったとのこと。

この結果から、岡田医師は、「結石ができやすい人はマクロファージの能力が弱い可能性がある。サポートする薬ができれば、結石を溶解する治療法を生み出せるのでは」と話していますが、LPSの可能性はここでも期待できます。

肝硬変を治す

肝臓はさまざまな働きをしていて体内の化学工場と言われ、ヒトの内臓の中で最も再生能力が高い臓器ですが、B型、C型肝炎ウイルスや慢性的なアルコール摂取などによって肝臓が持続的に障害されて、繊維化が進むと、肝硬変になってしまいます。ここまでくると、最後の治療は肝移植しか残らないことに。

しかもその生体肝移植も、大変な費用と拒絶反応などの問題があります。

日本では肝硬変の患者は約30万人いると言われますが、近年、自分の骨髄から採取した細胞を点滴して体に入れるという簡単な方法ながら、すばらしい効果を挙げて注目されている治療法があります。さらに最近になって、いろいろな種類の骨髄細胞の中でも、マクロファージになる細胞が肝硬変の改善に重要な役割を果たしていることが動物実験で明らかにされました。

肝硬変モデルマウスに、骨髄の細胞から特別な方法で取り出したマクロファージを移入すると、このマクロファージが肝臓で起こっている炎症の質を変えて、その結果、炎症を抑えて、繊維を溶かして健康な肝臓を取り戻したのです。

マクロファージの性格をきちんと制御すれば、このように難病と言われてきた病気でも治療手法が生まれるのです。ＬＰＳによってマクロファージをさらに活性化させたなら、より確実な効果が得られると思われます。

やけどの改善

重症のやけどを負うと、感染症になり、それで亡くなることがもっとも多いのですが、それをＬＰＳが防いでくれる可能性が大なのです。

やけどになると、皮膚のバリアーがやられて細菌侵入の危機にさらされますが、じつは危ない目に遭うのは皮膚だけではありません。やけどのような強いストレスが加わると腸からの細菌の侵入が80倍も増えるのです。だから、抗生物質を飲んで感染症を予防するわけですが、抗生物質を飲むと腸内共生細菌は全滅します。それなのに、なんと、腸から侵入した細菌数のほうは、ほとんど減りません。しかも抗生物質を飲むと、体にいるマクロファージの活性が低下することがわかっています。活性低下の理由は、抗生物質によって腸内細菌が少なくなったために、共生細菌に由来するLPSも減り、体の自然免疫に十分な情報が与えられなくなったためと考えられます。

そこで、LPSの投与です。やけどを負った動物での投与観察では、抗生物質といっしょにLPSを飲むと腸からLPSの情報が伝達されて、体の中のマクロファージの活性化が維持され、腸管から侵入する細菌の量を増やさないことが報告されています。

抗生物質を飲むときには、併せてLPSを摂るのがポイントです。

疼痛・神経痛の緩和効果

帯状疱疹後の神経痛患者にＬＰＳを投与したところ、２～５日後に10人中９人の痛みが消失しました。また、東京大学医科学研究所・島田馨教授（当時）の協力のもとに、エイズ、あるいは全身性エリテマトーデス（自己免疫疾患）を背景にもつ患者10人に対し、ＬＰＳ（１μg／ml のグリセリン溶液）を１日に５～６回、患部に塗布してもらったところ、24時間以内に10人中７人の痛みが緩和されたという結果が出ています。

手術後の痛みに対する鎮痛効果

帝京大学医学部附属溝口病院麻酔科・大村昭人教授（当時）の協力により、手術後の痛みに対するＬＰＳの鎮痛効果を調べました。

その結果、腹腔鏡下での胆のう摘出手術において、ＬＰＳの鎮痛作用が確認されたのです。手術前、手術後にＬＰＳを口腔内投与した患者さんグループは、ＬＰＳなしの患者さんグループに比べて、手術後の疼痛が軽減される傾向が示されました。

第6章

免疫ビタミンで外見も若返り——驚きの美容効果

ＬＰＳは美肌づくりも得意

皮膚の構造は、体表から内部に向かって、表皮・真皮・皮下脂肪の順で層になっています。腸管と同じく、外界と接する皮膚は、非常に重要な免疫組織でもあります。

いちばん表層にある、厚さ約０・２㎜の表皮内には、表皮のメイン細胞である「ケラチノサイト」、皮膚のマクロファージとも言える「ランゲルハンス細胞」、免疫の制御を行うＴ細胞などがいます。また真皮では、Ｔ細胞、肥満細胞、繊維芽細胞、マクロファージなど多くの免疫細胞が控えています。

そして、それらの皮膚細胞は共同して皮膚の免疫にあたり、外から来る病原菌の排除など、〝外敵〟から身を守るだけではなく、皮膚を健やかに保つように、日々活動しています。

注目すべきことに、ＬＰＳはマクロファージ系の細胞に作用するので、これまで皮膚においてＬＰＳに反応するのはランゲルハンス細胞のみと考えられていましたが、最近の研究で、ＬＰＳはケラチノサイトやＴ細胞にも働きかけて、皮膚のバリア機能や自然治癒力を高めたり、炎症を抑制したりすることがわかってきました。まさにＬＰＳは皮膚の中で大忙しです。

さて、皮膚の免疫力は、皮膚の美しさとも密接に関係しています。

例えば、新しい細胞の増殖コントロール、皮膚でできる老廃物の除去、熱や紫外線や物理的損傷で傷ついた組織の修復など。これらは、言い換えれば、ターンオーバー（細胞増殖）、クリアランス（老廃物除去）、ヒーリング（組織の修復）ということになります。

ですから、肌を美しく若々しく保つには、「ランゲルハンス細胞」をはじめとする皮膚細胞を元気な状態に保っていればいいと言えるのですね。

とはいえ、これまでに述べたとおり、免疫機能は、生活環境の悪化や、食生活の乱れやストレスなどで低下します。すると、肌における皮膚免疫力もパワーダウン。免疫力に支えられているクリアランス力や、ヒーリング力や、ターンオーバー力も弱まり、結果として、しみ、しわ、たるみなどエイジングの症状が加速されるということになります。

そこで、ＬＰＳの出番です。ＬＰＳ配合クリームやローションの経皮による摂取で、肌の免疫力を高め、皮膚の回復をはかることができます。

肌のハリやツヤが、アップ

表皮の下にある真皮のメイン細胞は、繊維芽細胞です。

繊維芽細胞は、皮膚が生まれる基礎となる細胞で、ヒアルロン酸、コラーゲン、エラスチンなどをつくります。これらの物質が、皮膚に弾力としなやかさを与えているわけです。つまり真皮は、皮膚をベッドに例えるならば、マットレスにあたる部分、といえばわかりやすいでしょうか。

ところで、マクロファージをＬＰＳで活性化すると、繊維芽細胞の増殖因子の遺伝子発現が10倍高まります。繊維芽細胞の増殖因子が産生されると、その近くにいる繊維芽細胞の増殖が促進され、結果として皮膚のターンオーバーが早まることになります。

繊維芽細胞が活発に増殖していくにつれ、繊維芽細胞がつくるヒアルロン酸、コラーゲン、エラスチンの量も増えていきます。肌の主要3大成分であるそれらは、肌にハリやツヤを与えてくれて、美肌ができあがっていくというわけです。

実際に、ＬＰＳで刺激したマクロファージ細胞から分泌される物質を、繊維芽細胞の培養液に加える実験をしてみると、加えない場合よりも、よく増えることがわかっています。

なお、肌の主要3大成分のうち、特に若々しさを保つために必須のヒアルロン酸は、加齢に伴って減少しがちです。ヒアルロン酸を補うため、ヒアルロン酸配合化粧品などが売られていますが、高分子のヒアルロン酸はほとんど皮膚からは吸収されないので、十分な効果は得られないといわれています。

しかし、この問題点もＬＰＳが助っ人に。マクロファージを介して繊維芽細胞の増殖を促進する際に、ヒアルロン酸の合成も促す働きをするのです。

いずれにしても、ＬＰＳは美肌作りには欠かせない大事な存在だということが、よくわかっていただけたと思います。

肌が常にリセットされた状態ということは、新陳代謝も活発であるということです。老廃物が溜まって新しい細胞の増殖が滞っている肌よりも、化粧品やサプリメントの恩恵を受けやすい状態なのは言うまでもありません。

その意味でも、ＬＰＳは、美容や化粧品の分野からも熱い視線を向けられている成分なのです。

タイトジャンクションをかわして

ところで、表皮はちょっと込み入った組み立てだということをご存知ですか。

表皮は、4種類の細胞が層状に重なっていて、上から角質層、顆粒層、有棘層、基底層と区別されますが、このうち顆粒層は3層になっており、その2層目に「タイトジャンクション」という構造があります。

この「タイトジャンクション」は、きわめて優れた構造で、隣合う細胞同士の間隙を特殊なタンパク質でぴったりと接着させ、外からの異物の侵入を防ぎ、内側の水分の蒸発を防ぐ大事なバリアになっています。つまり、皮膚の中に物質がたやすく入ったり出たりできない仕組みなのです。

とすると、LPSはどこまで肌の中に入っていっているのでしょうか。

ちょっと専門的な数字になりますが、LPSは分子量が数千～数万ダルトンで、通常は顆粒層のタイトジャンクションをくぐり抜けられるサイズではありません。

しかし、LPS（リポポリサッカライド）は、日本語名「糖脂質」が表しているように、脂質と糖鎖からなる両親媒性の物質です。すなわち水にも溶けるし脂にもなじむという。この分子内部に脂質を含む性質が功を奏して（?）、体を小さくしな

皮膚細胞に働きかけるLPS

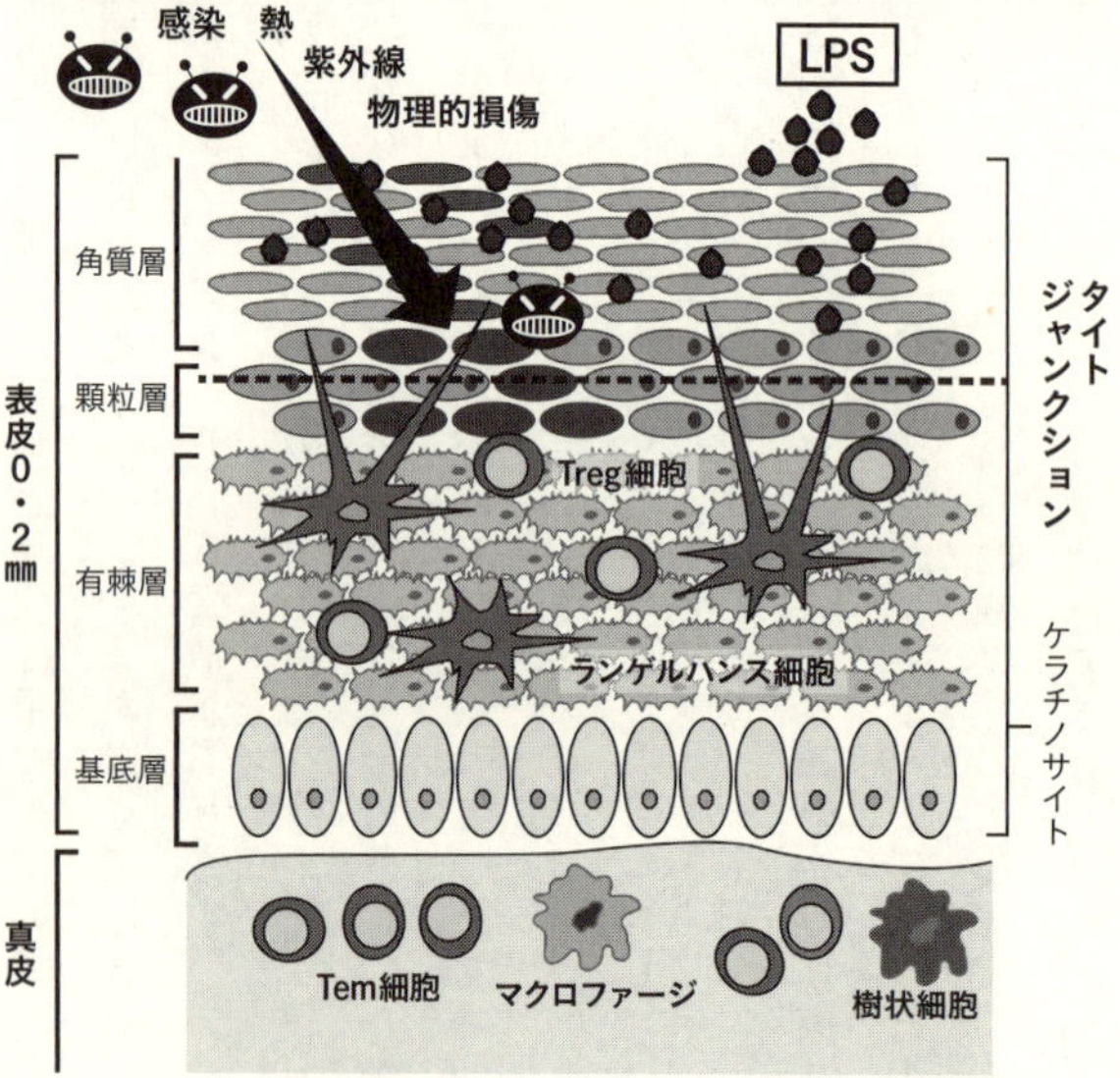

がら皮脂を含む角質層まで到達することが可能なのです。

ではその先。顆粒層の下にいるランゲルハンス細胞にはどうやって接触することができるのでしょうか。

実は、慶応義塾大学医学部・天谷雅行教授らのグループは、2009年に、この0・2㎜の表皮を真皮からはがして、3次元的に「タイトジャンクション」を可視化、詳しく調べることに成功しました。そしてその結果、ランゲルハンス細胞が樹状突起をもち、それらが「タイトジャンクション」を壊すことなく、器用に〝枝〟を伸ばすようにして角質層まで突き出て、外界の情報とのパイプ役になっていることが明らかになりました。

この樹状突起のおかげで、角質層までもぐりこんだＬＰＳは、ランゲルハンス細胞にアプローチできる、というわけなのです。

バリア機能を高める

さて、外からの刺激や感染、アレルゲンの侵入に負けない美しい肌は、バリア機能が高いことにも関係します。

この皮膚のバリア機能に欠かせない重要な物質として、フィラグリンというタンパク質があります（遺伝的にフィラグリンに異常があると、アトピー性皮膚炎になりやすいこともわかっています）。

このフィラグリンはケラチノサイトでつくられますが、なんとＬＰＳの刺激で発現が高まることが報告されています。

フィラグリンは、代謝されるとアミノ酸になって保湿にも働きます。

このことから、ＬＰＳが、バリア機能や保湿力を高めることにも役立っていることがわかります。

フィラグリンの産生におけるＬＰＳの影響力。これは、美肌を求める女性たち（男性たちも？）にとっては、ビッグニュースです。

ＬＰＳの力で肌のバリア壁を強く保つことができれば、美肌美人への道が近づきます。今後、さらに研究を進める価値があると思われます。

傷んだ皮膚を修復する

皮膚の表皮細胞ケラチノサイトも、ＬＰＳの受容体であるＴＬＲ４を発現しており、ＬＰＳに応答します。

ＬＰＳの刺激でケラチノサイトも炎症性の物質は分泌しません。

けれども、ＬＰＳの刺激を受けると、増えたり、移動性が高まります。ケラチノサイトが増えて、移動性が高まる——それは、皮膚の怪我を治すとき、つまり創傷治癒にとても重要です。傷んだ箇所に、多くの表皮細胞が一刻も早く駆けつけてくれるということです。

実際、ＴＬＲ４が欠損していてＬＰＳに応答しないケラチノサイトでは、ケラチノサイトの移動と皮膚の創傷治癒が阻害されることが報告されています。また、ＴＬＲ４の欠損マウスでは、アレルギー性の皮膚炎が、欠損していないマウスより悪くなることも明らかにされています。

これらのことから、ＬＰＳはケラチノサイトに作用することで、創傷治癒を促進させていることがわかります。

興味深いことに、皮膚の創傷治癒効果は、乳酸菌などグラム陽性菌成分であるペプチドグリカン（受容体ＴＬＲ２に結合する免疫活性物質）では見られません。荒れたり傷んだりした肌を治すのは、受容体ＴＬＲ４に結合する免疫活性物質のほう、すなわちＬＰＳなどグラム陰性菌成分の役目だということなのですね。

ＬＰＳと一酸化窒素（ＮＯ）!?

また、ランゲルハンス細胞もケラチノサイトも、ＬＰＳの刺激で一酸化窒素（ＮＯ）を出して、皮膚の傷を治しています。

ＬＰＳと、毒性のあるガスで大気汚染などで〝嫌われ者〟の一酸化窒素！意外な組み合わせに「？」と思われるかもしれませんが、体の中でも一酸化窒素が発生しており、弱い感染防御作用、血管の拡張作用、そして創傷治癒作用などの働きをします。すなわち、それらの作用をＬＰＳが導き出すことによって、自然治癒力を高めているというわけです。

最近出た論文でも、１㎍／㎖濃度のＬＰＳの刺激によって、ケラチノサイトとランゲルハンス細胞から一酸化窒素が誘導され、産生された一酸化窒素は樹状細胞の移動と生存を抑制することで、接触性皮膚炎を沈静化するという報告がなされています。また同時に、一酸化窒素はケラチノサイトの移動を促進することで、創傷治癒を促進するという報告もあります。

このことから、LPSは、ケラチノサイトやランゲルハンス細胞から一酸化窒素を誘導することで、創傷治癒と炎症抑制に働いていると考えられます。

抗炎症作用

正常な皮膚には、レギュレタリーT細胞という細胞が存在しています。

この細胞は、過剰な炎症やアレルギーを抑制する働きをもつT細胞の一つで、レギュレタリーT細胞がきちんと働くと、自然界で接するような花粉やほこりにいちいちアレルギーを起こさないですみます。

そして、正常な肌においては、ランゲルハンス細胞が、レギュレタリーT細胞を増やすように働いています。

つまり、肌の細胞はお互いに刺激しあって、肌の恒常性を維持しているということなのです。ランゲルハンス細胞が活発であれば、レギュレタリーT細胞も増えて、アレルギーになりにくくなるということが言えます。

じつは、このレギュレタリーT細胞も、LPSの受容体であるTLR4を発現しており、LPSに応答して、自身の生存や増殖が促進されます。そして、それだけではなく、レギュレタリーT細胞がLPSの刺激を受けると、抗炎症作用が発揮されることがわかってきました。

もう少し詳しく説明しますと、皆さん活性酸素が体に悪いとお聞きになったことがあるでしょう。でも、活性酸素は、主に好中球という細胞により、病原菌や不要細胞を殺すために放出されるもので、それ自体は生体防御に必須のツールなのです。ただし、慢性的に放出されると慢性炎症につながります。炎症が長引けば、正常な細胞まで傷つきます。それで、LPSに刺激されたレギュレタリーT細胞が、過剰な好中球の活性を抑えようと働くということなのです。

【Ｔｈ１／Ｔｈ２　バランス】を正常にして肌を改善

アトピー性皮膚炎などのアレルギー疾患がなぜ起きるのか、そのメカニズムについては、第４章のところで説明しました。もう一度おさらいしますと、

獲得免疫には、ヘルパーＴ細胞による「細胞性免疫〈Ｔｈ１〉」と、抗体をつくる「体液性免疫〈Ｔｈ２〉」の２つのタイプがあって、ふだんは双方でそれぞれの仕事を仕分けしつつ、バランスを取り合いながら、病原体の排除などをしている。

それが、あるとき〈Ｔｈ２〉の出番が増えて、バランスは大きく〈Ｔｈ２〉のほうに傾いてしまう。異物を排除するために大車輪でＩｇＥ抗体をつくらなければならなくなったためで、このアンバランスな状態が続くことが、アレルギー疾患を引き起こす。

——要は、そういうことでしたね。

さて、私たちの研究では、皮膚のランゲルハンス細胞をＬＰＳで刺激すると、抗体を作る「体液性免疫〈Ｔｈ２〉」の発現が、抑制されることがすでにわかってい

ます。

表皮のマクロファージ細胞といえるランゲルハンス細胞は、とても穏やかな細胞で、LPSで刺激を受けても炎症性の物質は分泌しません。その一方、アレルギーに関係する物質は抑えます。

このことは注目すべきポイントで、LPSがアレルギー疾患であるアトピー性皮膚炎の改善効果をもっている、ということを示唆します。

つまり、アトピー性皮膚炎の発症と進行には、〈Th2〉が亢進した皮膚の免疫環境が関与することから、ランゲルハンス細胞の応答を介して〈Th2〉が抑制されると、それにより免疫バランスの改善がなされているのでは、と考えられます。

生体内抗菌物質を出す

皮膚のトラブルの一つに病原菌の感染があります。

皮膚には常在菌がいて、これは皮膚の恒常性維持に一役かっているのですが、免疫力が弱ったり、〈Ｔｈ１／Ｔｈ２〉の免疫バランスが崩れると、異常に繁殖して皮膚トラブルの原因になります。

例えば、黄色ブドウ球菌は、正常なときでも皮膚に存在していますが、アトピー性皮膚炎では、異常に繁殖して皮膚の状態を悪化させます。

従って、抗生物質の投与でアトピー性皮膚炎がコントロールされうる、ということが最近報告されました。が、ちょっと待って。表皮細胞ケラチノサイトを、１㎍／ml濃度のＬＰＳで刺激すると、生体内抗菌物質であるβディフェンシンが誘導されるという研究報告が出ているのです。

ということは、腸内細菌をみんな殺してしまうなどの副作用をもつ抗生物質の使用なしに、ＬＰＳによるケラチノサイトからの生体内抗菌物質の誘導が、アトピー性皮膚炎の改善に寄与することが想定できるのです。

アトピー治療にLPS配合クリーム

美容目的はもちろん、アレルギー疾患の予防・改善にも効果的なLPS配合クリーム。口からの摂取同様、塗布での摂取も、まったく安心・安全です。

特に軽度アトピー性皮膚炎では、適切な治療・スキンケアによって炎症をコントロールすることで自然寛解が期待できるとされており、LPS配合クリームの使用は、軽度アトピー性皮膚炎患者の日常的スキンケアに、手軽で、かつ有効です。

私たち研究チームは、軽度・中度のアトピー患者100人を対象に、LPS配合の保湿クリームの使用効果を調べる試験をしています。

そのクリームを2週間使用してもらうオープン試験（有効成分が入っていることが被験者にわかっている試験）を行った結果では、2週間後に症状の軽くなる人が増えたという結果が得られました。

ただし、この試験では、LPSを配合していないクリームではどうなるかということがわかりません。もしかしたら、クリームの基材の保湿性によって改善しているだけかもしれません。

そこで私たちは、プラセボを準備して次の試験を行いました。プラセボとは、有効成分以外は試験品と全く同じようにした、いわゆる偽薬。薬を使ったと思うだけで心理的作用が働いて効果を表すこともあり、それはプラセボ効果とも呼ばれます。

体の左右対称にアトピー性皮膚炎症状が出ていて、ステロイドなどの薬を使っていない4名に対し、体のちょうど半分にあたる片側にLPS配合の保湿クリーム、もう一方の片側にプラセボクリームを4週間にわたり朝晩塗布してもらい、皮膚科医の協力を得て、ダブルブラインド方式（被験者も医者もどっちがどっちのクリームかわからないやり方）で、EASIスコアの推移を調べました。EASIスコアとは、病変の状態、病変部の占有率をスコア化したもので、皮膚科医が使うアトピー性皮膚炎の診断基準です。

4人のモニターで使用前のEASIスコア相対値を1として、2週間後、4週間後の相対スコアを比べてみたところ、いずれも改善が2例、LPS配合クリームで顕著な改善が2例という結果となりました。

この結果を受けて、私たちは、香川大学医学部・皮膚科教室の協力を得て、さらに人数を増やしたダブルブラインドの試験を行いました。

LPSを配合したクリームを使い、寛解期（症状が安定している時期）の患者を対象とし、ダブルブラインド方法で、先に出てきたEASIスコア、及び「かゆみ」と「皮膚の状態」の自己評価の推移を調べました。

クリームはLPS配合（試験品）と、配合していないもの（対照品）の2種を用意し、被験者には、どっちがどっちかがわからないようにしました。

その結果、EASIスコア平均と「かゆみ」の自己評価スコア平均では4週間目に、また「皮膚の状態」の自己評価スコア平均では2週間目から、試験品群の方が改善されていることが示されました。各患者による「かゆみ」の自己評価スコアの推移を比較すると、対照品群は、2週間目から再燃傾向があるのに対し、試験品群

アトピー疾患部の4週間後の肌（きめ）の改善

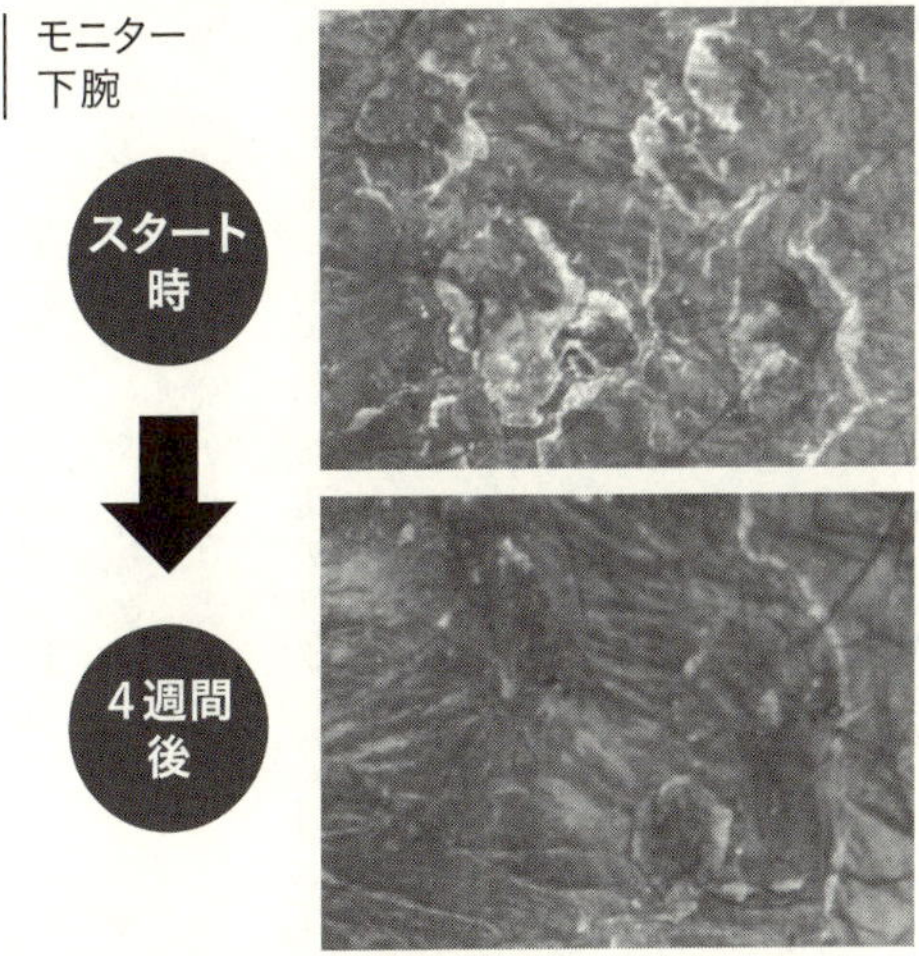

※二次元皮膚表面画像解析装置ビジオスキャンで撮影

は試験期間を通して改善が継続しました。

　このことから、ＬＰＳの経皮投与は、かゆみ抑制作用を含めた寛解維持効果があることがわかりました。

　もろもろの試験結果を合わせて考察すると、ＬＰＳは、保湿性の優れた良質の基材との組み合わせにより、アレルギー性の肌荒れの改善をもたらすことが大いに期待ができます。

やけどをした肌が見違えるようになった

中国の病院で行われた治療実験ですが、やけどした皮膚にＬＰＳ配合のクリームを適用して観察した例があります。

両手を同程度にやけどした人の、左手にＬＰＳを配合したクリーム、右手にプラセボのクリームを塗って経過を見たものです。

その結果、右手に比べて、ＬＰＳ配合のクリームを塗った左手のほうが早くよくなっていきました。約１ヵ月後には、かなりきれいに回復。つまり、ＬＰＳによって皮膚の再生が促進されていることが示されたということです。傷ついた皮膚にも何ら悪影響はありませんでした。

美肌作りを助け、やけどや皮膚のケガも素早く修復するＬＰＳは、美容と医療の両面から今後ますます注目を集めることでしょう。

老化予防でも活躍

近頃は、若い人でも頭痛や、首、肩、腰などの痛みに悩んでいるケースが多いようですが、関節や腰の痛みさえなければ、もっと活発に明るく日常生活をエンジョイできるのにというお年寄りもかなり見受けられます。

ズキズキ、ガンガン、チクチク、ジーン……。鈍痛、疼痛……正体がいまひとつ定かでないツラい痛みが生活に及ぼす影響は小さくありませんね。

鎮痛剤を使う以外に何か痛みを和らげる方法はないものか、と問われれば、ＬＰＳ摂取を試してみる価値はあると答えられます。

ＬＰＳは、一部の神経細胞に対する直接作用は知られていますが、鎮痛作用については十分にはわかっていません。しかし、ＬＰＳの経口投与では、脳内麻薬とも言われるβエンドルフィンを誘導し、痛みを和らげる作用があることがわかっています。どうやら、ヒトが痛みを感じる際に、ＬＰＳはそれを感じさせないようβエンドルフィンの放出を促す働きをしていると考えられるのです。

高齢になるにつれて、あそこが痛い、ここが痛い、が増えてきたときは、ぜひLPSの〝和らげ効果〟を覚えておいてほしいと思います。

第5章のところで、LPSは骨サイクルを強化促進する働きがあり、骨粗しょう症を予防してくれるという話をしましたが、つまりは若い頃からコンスタントにLPSの摂取を心がけていけば、年は取っても骨は強く丈夫で、なおかつ痛みとは無縁な体でいられる、と言えるわけなのです。

足腰がしっかりしていて、体の痛みもなく、イキイキと暮らす老後――それこそが、LPSを長年研究してきた私たちの理想とする「健康長寿」の姿です。

傷の治りを早めるLPS

また、痛みとは別に、ケガの場合の話。

年をとると、若い頃に比べて傷の治りが何か遅いなァ、と感じることが多くなります。でもそれは〝感じ〟ではなく事実そうなのです。

皮膚が損傷すると、出血が起こり、血小板と血液凝固作用によって止血しますが、その際に、組織のマクロファージが刺激を受け、好中球や血液中の単球（マクロファージの一種）を現場に呼び寄せます。この間、一過性の急性炎症が起こりますが、既存の組織マクロファージや浸潤してきたマクロファージは、創傷した壊死組織や残骸を貪食処理して、清掃機能を発揮します。清掃が終わると、マクロファージは種々の遊走因子や血管新生を促して、組織の改築と再建に貢献します。

こうしてマクロファージは傷の治癒に重要な役割を果たすのですが、皮膚創傷部位でのマクロファージの数は、若い人では7日目にピークが来るのに対して、高齢者でのピークは84日後というデータがあります。高齢者で傷の治りが遅いのはこういう原因によるのです。早い話、加齢でマクロファージの傷への集積が遅れてしまうわけですね。

しかし、マクロファージをパワーアップして、より若者のそれに近づけることができれば、傷の治りも少しは早くなる可能性が出てきます。すなわち、ここでもLPSの効果的な摂取がポイントです。

マクロファージの寿命を延ばす

ヒトの老化に関する情報として、LPSは、体内で細胞の寿命を決定するテロメアにも作用していることがわかってきました。

テロメアとは、染色体（遺伝子）の末端にある、染色体を保護する構造物のこと。染色体は、細胞分裂のたびに分裂して、同じだけ遺伝子をもつことになりますが、実際には少しだけ染色体の端が短くなるのです。この端の部分がテロメアです。

赤ちゃんは、ちゃんと長いテロメアをもって生まれてきます。そして年をとるにつれ、テロメアはだんだん短くなってきます。分裂していくたびに、だんだん染色体が短くなってきて、ついに分裂できなくなる、それで細胞の分裂の回数は決まっていると考える人もいます。

例外として、生殖細胞などでは、テロメアを長くする作用をもつテロメラーゼという酵素があり、テロメアの短縮を防いでいます。

さて、ＬＰＳは、なんとマクロファージのテロメラーゼ活性を高めることができるのです。これにより、マクロファージを若々しく保つことが可能と考えられます。つまり、病気に負けない体づくりを助けるＬＰＳは、老化予防にも大きく貢献しているわけなのですね。

ただし、マクロファージのテロメアが短いと活性酸素（酸化ストレス）によってダメージを受けやすくなるということが、先ごろ報告されました。すなわち年をとればとるほど、体内のマクロファージは活性酸素にやられやすいという意味です。

ですから、ある程度年がいったら、積極的にＬＰＳを摂取することが何よりも大事。そうすれば、酸化ストレスにも強くなり、テロメアのダメージも抑えられ、マクロファージが若返って老化の進みが鈍くなる可能性もあるのです。

第7章

どんな食品を摂ったらいいの？

ＬＰＳを多く含む食品

多くの植物にはグラム陰性菌が共生しており、それに由来するＬＰＳが付着しています。そして植物共生細菌が多ければ、当然ＬＰＳ含有量も多いことになります。米、ソバ、レンコン、ジャガイモ、サツマイモ、シイタケ、キャベツ、レタス、白菜、小松菜、ツルムラサキ、ホウレンソウ、ニンジン、大根……などの穀物・野菜。また、リンゴ、ナシ、バナナ……などの果物。そういった食用植物にＬＰＳは広く存在しています。茶にもＬＰＳは含まれています。

例えばサラダなどにして生で野菜を食べれば、生きたまま細菌を口に入れることになり、それでＬＰＳが体に入ります。

別に生でなくても、煮たりして調理すれば細菌は死にますが細菌の構成成分は摂取できます。つまり、グラム陰性菌の細胞膜の壁の構成物質であるＬＰＳ摂取は、調理法を選びません。

ただし、精製された米や小麦粉ではＬＰＳ量があまり期待できません。玄米や雑穀米、パンならライ麦パンなど〝ブラウン系〟のもののほうがＬＰＳを多く含んでいます。

農薬を用いた土壌から採れた作物もＬＰＳ量が少なくなります。農薬を使うと共生細菌が減るからです。

できるだけ自然のままで栽培された作物を。皮の部分にはＬＰＳが多いので、よく洗って積極的に食べましょう。特にレンコンの節の部分にはＬＰＳが多く含まれていることが知られています。

ソバの種子にグラム陰性菌が多く含まれていると、発芽するときにカビが発生しにくくなることが報告されています。当然このグラム陰性菌にもＬＰＳが多く含まれています。植物の種子にグラム陰性菌がある程度多く存在することが次世代生存に必須な条件なのです。これは、当然他の種子（イネ＝米、小麦、大豆など）にも言えることだと考えられますので、多くの共生細菌が次世代に渡るように、種子に保管されている優れた仕組みがあるのだろうと想像しています。種子や根や皮……植物共生細菌が多いところには、当然LPS含量も増えてきます。

また、ワカメやコンブ、モズク、ヒジキ、ノリなどの海藻類でもLPSが多く見つかっています。海の中は陸上の栽培よりも肥料や農薬を使わない分、もとの自然に近い細菌との共生圏をもっていることと関連しているのではないかと思われます。

1日のLPS摂取量の目安

現代では多くの人に野菜や海藻などの摂取量が足りていません。健全な腸内フローラを保持するためにも、LPS含有食品を日々意識して摂ることをお勧めします。具体的にどんな食品にどれくらいのLPSが含まれているかの目安を表にしましたので、参考にしてみてください。（190〜191ページ参照）

大人1人のLPS摂取の推奨量は、1日約500μgです。体重1kgにつき10μgというのが標準の目安量です。例えば体重80kgの人なら800μgということになります。このLPSの有効量は、一般のビタミンの有効量とおよそ同程度です。このことから見ても、LPSはビタミンの一種と言ってもよいような性格があると思えるのです。

念のために付け加えますと、第4章でも説明したように、私たちは呼吸することで空気中からもLPSを体内に取り込んでいます（コンクリートジャングルで日々暮らしているような方は圧倒的に足りていませんが）。ですから厳密に言えば、空気中から取り入れたLPS量も本来なら勘案しなければなりません。しかし、個々が吸ったLPS量を量ることは不可能なので、1日の摂取日安量は、食品だったらおおよそこれくらいという量だととらえていただければ、と思います。基本的にはLPSの摂りすぎによる不具合は見られませんので、ご安心を。

カスピ海ヨーグルトやお酢にもLPS

発酵食品は微生物を利用して製造した食品なので、微生物成分が存在することが多く、自然免疫を活性化する能力があると考えられます。

市販のヨーグルトもその一つ。種々のタイプの乳酸菌が使われてできる製品ですが、乳酸菌はグラム陽性菌に属するため、LPSは含んでいません。

ところが、ヨーグルトの中には変わり者がいて、LPSが入った珍しいタイプがあります。日本では「カスピ海ヨーグルト」の名で知られるヨーグルトです。

専門的に言うと、この製品はクレモリス菌乳酸菌と酢酸菌の混合型ヨーグルトと分類されるもの。酢酸菌は、れっきとしたグラム陰性菌でLPSをもっており、ちゃんとマクロファージを活性化することができます。私はカスピ海ヨーグルトの有効性は、じつはこの辺にも秘密があるのではないかと思っています。

酢酸菌は、お酢を醸造するためには必要不可欠な菌。世界の3大長寿地域の一つであるコーカサス地方で製造されるケフィアにも必須な微生物で、古来から発酵食品製造に用いられてきています。

じつは、この酢酸菌にもLPSが存在していることを突き止めたのは私たちでした。酢酸菌はグラム陰性菌なので、ＬＰＳが含まれている可能性が高いため調査をしたのでした。不思議なことに、最近私たちが酢酸菌にＬＰＳが存在することを報告するまで、酢酸菌についての詳しい成分報告は存在しませんでした。

おそらく、酸っぱい＝「腐敗のイメージ」などがあったためかもしれませんが、しかし酢酸菌は、そんなイメージとは裏腹に、なんと、花の蜜や甘い果物の果皮に多く存在しているのです。この理由は、酢酸菌は他の菌との存在競争を避けて、他の菌が生存しにくい糖分が高いところとか、アルコール度数が高いところとか、酸度が高いところで生きることを選択したからと推測されます。

つまり、酢酸菌は、古来から食品製造に用いられて、実際ケフィアやお酢などで食品として摂取されてきている、健康の維持・増進機能に優れた菌なのです。食品以外にも、酢酸菌のＬＰＳは、花粉症の予防にきわめて優れた効果を示すことが基礎的な実験で証明されています。いずれ花粉症を制圧する物質として酢酸菌が躍り出てくることも十分予想されます。

亜糊粉層《あこふんそう》は優等生

LPSに関して現在、コメの「亜糊粉層」が大変注目されています。

亜糊粉層とは、糠《ぬか》と白米の間にある膜のことで、厳密には、糠層とデンプン組織の間に存在する100分の1ミリくらいの非常に薄い膜。これまでは玄米を精米するときに剥きとられて捨てられていた部分です。

じつは私たち研究チームは、この亜糊粉層にLPSが存在しマクロファージを活性化（プライミング）する能力があることを見出しました。

通常、白米づくりにおいて、玄米の表面を覆う糠層を取り去って精米作業がなされる際、亜糊粉層は胚芽とともに糠層の側にひっついていってしまいます。コメの構造上、どうしてもそうならざるをえないのです。糠層との密着は頑固で、容易にはがれるものではありません。

しかし、せっかく免疫活性物質が含まれているものをむざむざ捨てるのはもった

玄米の構造と、亜糊粉層を残存させた金芽米

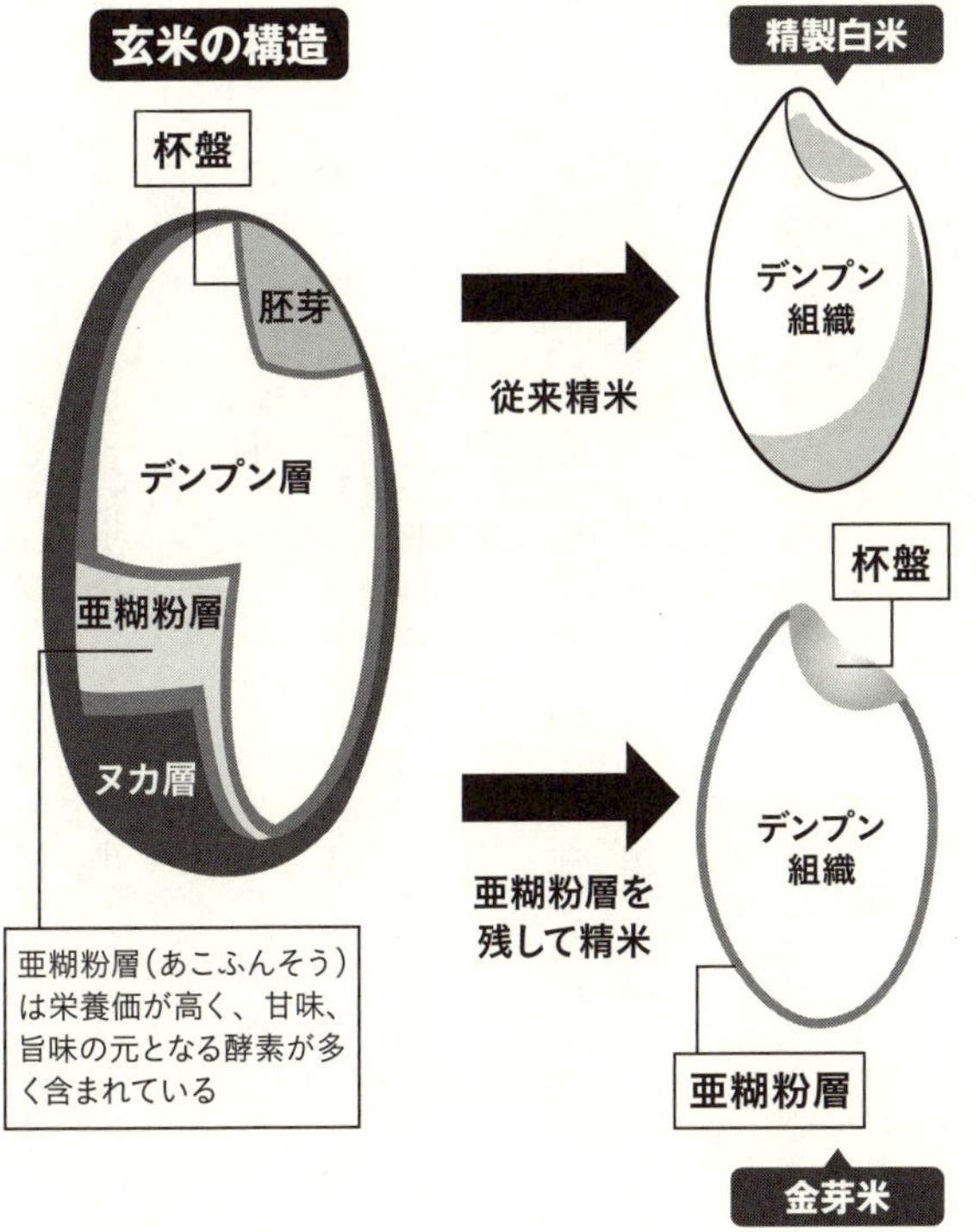

いないということで、これをデンプン側のほうに残して精米するという画期的な機械が研究開発され（サイカ式精米機）、その貴重なおコメが市場に出回るようになってきています。

そのおコメの名前は「金芽米」といいます。すでにご存じの方も多いかもしれませんが、精白米と比べると、LPSの含有以外に、例えばミネラル類は約3倍、ビタミンEは4・5倍、ビタミンB_1は2・9倍、食物繊維は1・6倍、マルトオリゴ糖2・9倍多く含まれている優秀なおコメです。

見かけは白米そのもの。じつはその表面には亜糊粉層が残っているわけですが外見では見分けがつきません。しかも、玄米の栄養分はそっくりそのまま、こちら側へ（？）いただいてきちゃっている賢いおコメです。

玄米は、栄養価が高く健康に良いことは広く知られていますが、もごもごする食味が嫌われたり、消化が悪いなどの理由から、なかなか白米を超えるほどの普及には至っていません。いくら健康食品だと喧伝されても、やはり〝白いおいしいご飯が食べたい〟という欲求は、日本人の中に根強くあります。

栄養を優先すれば、味や消化は二の次になり、味や消化をとれば、栄養は二の次になる……。

ところが、金芽米は、そんなジレンマをなくしました。食味と消化が悪い玄米の欠点を取り除き、なのに、玄米の栄養価はそっくり残し、見かけは銀シャリで、かつ白米よりもおいしい――という、願ったり叶ったりのおコメ。それが金芽米です。

高い免疫活性パワーをもつ

私たち研究チームが、金芽米がマクロファージの貪食能を増強する作用があるかの測定をした結果では、亜糊粉層は０・１㎎／㎖で貪食能促進効果を確実に示し、金芽米そのものでも０・１㎎／㎖で貪食促進を確実に示しました。これと対照的に精白米では効果が見られませんでした。

また、もう一つ、金芽米（亜糊粉層）の実力を確認するため、マクロファージの活性に関わるこんな比較実験も試みています。

もともとマウス実験において、血清中の固形ガンを壊死させる因子として見出された物質があります。腫瘍壊死因子（ＴＮＦ）と呼ばれるタンパク質で、活性化マクロファージから産生されるもの。種々の細胞に働いて、異物の排除、代謝制御など多くの生理的現象に関与することが知られています。

金芽米がもつ自然免疫活性化の力を、この腫瘍壊死因子（ＴＮＦ）がどれだけ産生されるかという点を指標にして、精白米と比較してみました。

この比較測定では、マクロファージを2種類用意。一つは、ＬＰＳに応答性のある細胞。もう一つはＬＰＳと結合する受容体「ＴＬＲ４」が欠損したマウスから得た細胞で、２つの細胞は乳酸菌に対する反応性などで同等の結果を示すことはチェック済みです。つまり、そのほかの条件は同一になっている上での実験だということです。

その結果、ＬＰＳに応答性のある細胞において、精白米の懸濁水（１０００μg／

ml）に熱をかけて抽出した溶液はTNF産生が認められませんでしたが、金芽米の懸濁水（100〜1000μg／ml）に熱湯をかけて抽出した溶液では明らかなTNF産生を認めました。すなわち金芽米は、精白米に比べて高い活性パワーをもっていることが明らかだということです。

一方、〝欠損マウス〟細胞では、金芽米の10000μg／mlの添加でわずかにTNFの誘導が見られましたが、LPSに応答性のある細胞と比べて300分の1程度でしかありませんでした。

こうした実験により、金芽米のTNF産生能は主にLPSが担っていることがわかりました。

金芽米にはダイエット効果も

さらに亜糊粉層は強い水分保持力があり、これも金芽米のもう一つの〝ウリ〟になっています。それは、カロリーをダウンさせることができるということです。白米より約1割少ない量で金芽米を炊いても、金芽米一粒一粒が旨みもろとも水分をギュッとキープするため、見かけは同じカサになります。つまり、いつもの〝同じご飯1杯〟なのですね。満足感が変わらなければ、徐々に減量効果は上がるはずというわけです。炊き上がった白米ご飯と金芽米ご飯を、同じ150g（1合）で比較すると、白米ご飯が252キロカロリーに対して、金芽米ご飯のほうは216キロカロリーということになります。

私たちが、平成24年長野県産コシヒカリの玄米を用いて、サイカ式精米機で調整した金芽米と精製白米を比較した結果によれば、金芽米に含まれるLPSは1gあたり0・53μgで、白米の約6倍。しかも主食になるものですから、毎日多く摂れます。2合（300g）食べた場合は、LPS摂取量は159μgになります。

金芽米を発売している東洋ライスでは、LPSを含有しているおコメであることをPRの目玉としています。また、あの健康計測計量機器メーカーのタニタが出店した「丸の内タニタ食堂」では、金芽米が提供されています。さらには有名弁当チエーンの「ＨｏｔｔｏＭｏｔｔｏ」も金芽米を使用するなど、金芽米の需要は高まっており、今後も現代人の効果的なＬＰＳ供給源として、大いに期待されるところです。

乳酸菌といっしょに摂ると効果的

ヨーグルトが人気です。

「生きて腸に届く」「花粉症に効果がある」「インフルエンザ感染予防に良い」等々の宣伝文句が謳われて、さまざまな種類が出ていますが、ヨーグルトに入っている乳酸菌は、豊富なペプチドグリカンの供給源でもあります。

ペプチドグリカンとは、多糖とペプチドから成る、グラム陽性菌（＝ここでは乳酸菌）の細胞膜外側の細胞壁の主要物質。免疫力を上げる作用をしますが、その細胞壁は丈夫で分解されにくいので、乳酸菌は死菌、かつ破砕したもののほうが、免疫を活性化する能力が高いことが報告されています。必ずしも生きていなくとも免疫力アップには貢献するわけなのですね。だからヨーグルトは、どんなものでも、とにかく体に入れさえすれば、乳酸菌の分泌物や菌体成分が体内で働いてくれるから、それでよいのです。

と、そんな話をすると、決まって尋ねられる質問があります。

「じゃあ、何もLPS、LPSって言わなくても、免疫力アップは乳酸菌に任せればいいんじゃないですか」と。

なかなか鋭いところを突いてきます。

でも、答えは「ノー」なのです。

確かに私たちの体の免疫力を強くしてくれるという点においては、乳酸菌（ペプチドグリカン）とLPSは共通点をもっています。

けれども、それ以外に、それぞれが持ち味を生かしながら担っている仕事がいろいろあるのです。例えば、乳酸菌は腸内環境の改善に力を発揮、一方LPSは、皮膚の創傷治癒に奔走したり、薬剤耐性菌を抑制したり。LPSが行うこれらの仕事は代行がきかず、LPSでないと作用しません。「ちょっと忙しいから手伝って」とはいかないわけです。

しかし、そんなことよりも決定的に違うことがどうしてもあるのです。

それは、免疫活性のパワーの圧倒的な差です。

免疫活性化物質としてはキノコなどに含まれるβグルカンなどもありますが、そのβグルカンやペプチドグリカンに比べて、LPSのマクロファージ活性化力は、けた違いに高いことがわかっています。どれくらい高いかというと、LPSの免疫活性パワーは、それらより1000～1万倍強い、ということです。

ペプチドグリカンすなわち乳酸菌だけと比べた場合は、約1000倍になります。言い換えれば、同じ免疫増進効果を与えると仮定したとき、LPSは乳酸菌の1000分の1の微量ですむのです。

ごく少量で私たちの健康維持に力強く寄与してくれるというLPSの利点は、ほかの物質をはるかに凌駕しています。

最強のパワーアップ

ただし、LPSと乳酸菌を同時に作用させた場合、強い相乗効果が生まれることがわかっています。

私たちが行った研究結果では、LPSと乳酸菌をある比重で混ぜると、「IL-12」という細胞性免疫を誘導して、マクロファージやナチュラルキラー（NK）細胞の活性を高めるサイトカイン（活性伝達物質）の産出量が格段に上がることが、明らかになりました。つまり、LPSと乳酸菌をいっしょに摂ると、相乗効果があるということが示されたわけです。この細胞性免疫はガンやウイルス感染症を治すときに重要な免疫です。

この相乗効果が生まれる背景としては、乳酸菌（ペプチドグリカン）が受容体TLRの2番を介してマクロファージに働きかけるのに対して、LPSのほうはTL

Ｒの４番を介して。このようにルートが異なっているにもかかわらず、いっしょに使うことによって、別々の入り口から同時に刺激が入ることになり、そのために効率が良くなるメカニズムが働くと考えられるのです。

ＬＰＳと乳酸菌は最強の相棒。ＬＰＳを摂取するときに、いっしょにヨーグルトなど乳酸菌入り食品を摂る、といったことをぜひ意識してください。

ＬＰＳ＋乳酸菌を具現化した食べ物

ＬＰＳと乳酸菌は最強の相棒と言いましたが、両者がいっしょに働くことで、体に良くて、おいしい食べ物ができている例があります。まさに免疫活性パワーを具現化したような食べ物。さきほど紹介した「カスピ海ヨーグルト」もこれにあたるのですが、もう一つ、代表的なものがあるのです。

それは、「発酵ライ麦パン」。主に北欧や東欧の国々やロシア、アメリカで広く日常的に食べられているパンで、日本でも健康に良いとされ、健康志向の高い人々に人気です。

この発酵ライ麦パンをつくるときに用いるのが、パントエア菌。

パントエア菌なしにはライ麦パンの発酵が起きません。つまりパントエア菌なしには発酵ライ麦パンというものをつくることは不可能なのです。ということは、発酵ライ麦パンには、パントエア菌の構成成分であるＬＰＳが含まれていることになりますね。

さて、一般的な他のパンはイースト菌だけを使ってつくられますが、ライ麦パンはイースト菌と共に乳酸菌発酵によりつくられるのをご存じでしたか。それで酸味が感じられるわけです。

発酵ライ麦パンづくりの工程は、パン生地のもとであるサワードウを発酵でつくるところからスタート。この発酵中に、乳酸菌がどんどん増えていくのですが、その増殖よりも先に、パン生地内部ではパントエア菌が大量に増殖をし始めます。そして、このパントエア菌が増えるとき、ビタミンＢの一種である葉酸が産生されます。

葉酸は、人間の体の中で核酸やアミノ酸の生合成に関わる酵素が必要とする大事な物質。葉酸は発酵中には約３倍にも増加するのですが、この葉酸の産生には乳酸菌は関係しておらず、パントエア菌がつくる葉酸が増加したのを見届けて、ようやく乳酸菌の発酵が始まります。

ちょっとややこしく聞こえるかもしれませんが、要するに、乳酸菌が増えるためには、第一に葉酸というものが必要で、その葉酸の供給元としてパントエア菌の増加が欠かせないというわけです。おいしいライ麦パンができるよう、まず葉酸を増やすという役目を、パントエア菌は一生懸命果たしているのです。増えた葉酸を使って、そのあと乳酸菌が増加を開始するという仕組みからは、彼らの間に共生関係ができあがっていることがわかります。

焼いて仕上げるときに当然ながらパントエア菌は死にます。けれども発酵ライ麦パンの中には、パントエア菌の遺骸や菌体成分（すなわちＬＰＳ）がきちんと残ります。

なんだか料理本みたいになってしまいましたが、とにかく発酵ライ麦パンは、原料がライ麦ですから食物繊維が豊富で、乳酸菌が摂れて、葉酸も摂れて、しかもパントエア菌由来のＬＰＳもたくさん摂れる——そういう食べ物だということです。

発酵ライ麦パンは、健康づくりにうってつけ。免疫力アップも期待できる非常に理想的な食品と言っても過言ではないかもしれません。パン食が多いお宅などは、ぜひ発酵ライ麦パンを積極的に食べることをお勧めします。

漢方薬の有効成分はＬＰＳが担っている

私たち研究グループは、漢方薬にはＬＰＳが多く含まれていることを１９９２年に公表して、漢方薬の効果の一端はＬＰＳが担っていることを示してきました。この考え方はＬＰＳの経口投与が漢方薬の機能の一部を担うとする点で、その当時としては斬新であったためか、大きな注目を集めることはありませんでした。しかし最近になって、漢方薬の効果はＬＰＳによるとする報告が相次いでいます。

ある報告では、漢方薬としては古くから知られ、ガン患者やＣ型肝炎患者の免疫賦活効果があることで広く医療に用いられている「十全大補湯」の主要成分が、ＬＰＳであることについて述べています。「十全大補湯」は約10種類のハーブの混合物ですが、有効成分が何かに関してはこれまで明確にはわかっていませんでした。

報告をした研究者たちは「十全大補湯」には、植物の根由来の成分が多いことに着目して、これら成分の中で特に当帰（トウキ／中国大陸産のセリ科の多年草）に共存している微生物が効果を示すのではないかとの考えから、分析を進めました。

その結果、「十全大補湯」に含まれる当帰には確かにＬＰＳが含まれており、このＬＰＳをポリミキシンＢというものを用いて除いてしまうと、マクロファージを活性化する能力が３分の１程度に低下することが示されています。

また、彼らは実際に当帰に存在している微生物を同定して、その微生物（具体的にはラーネラ属）のＬＰＳのおおよその構造も調べています。

これらの結果を合わせて、報告では、免疫賦活効果がある漢方薬の効果には共存している微生物由来の成分が関係していること、この視点で漢方薬の有効成分を再調査することが重要であるとしています。

これ以外にも、漢方薬に用いられる生薬にはＬＰＳ含量が高いことがわかっています。生薬は植物の根や皮から得ることが多いのですが、それらは共生細菌との共生圏をつくっていたものであること、また薬草の栽培に農薬を使わない努力をしていることなどから、ＬＰＳが多いのではないかと推察されます。

生薬に多く含まれるＬＰＳが何らかの効果を担っている可能性は十分あると考えられ、現在は、どの素材をどう組み合わせてどのぐらいの量を摂取すると、どういう効果が期待できるかなど、綿密な研究が進められています。

なお、漢方薬や生薬は煎じるという操作により抽出を行うのが普通です。そのまま食べるよりも効果発現効率が優れているはずですので、食事として摂るなら効果的な抽出工程等の工夫が必要と思われます。

青汁にもＬＰＳが

健康食品系で、漢方薬に次いでＬＰＳが多く目立つのは、いわゆる「青汁」です。健康の維持を目的に飲み続ける人が増えており、愛飲者の実感として、活力が出たとか、便秘が解消されたとか、いろいろな効果を謳うＴＶや雑誌のＣＭも盛んに目にします。

本当に健康に効果があるかどうかはともかく、青汁の健康維持機能とされているものは、青汁に多く含まれるＬＰＳによっているのではないかと、私たちは考えています。

というのも、青汁は当然ながら、多種類の青い（緑の）植物を原料としており、しかもそれらは、健康食品という立場から無農薬栽培されたものであるからです。

そういったことを確かめるため、主に健康食品に用いられることが多い食用・薬用植物におけるＬＰＳ含量について私たちは分析を行っています。

表はその結果をまとめたものです。（１９２ページ参照）

ＬＰＳがどんな植物にどれくらい含まれているかがよくわかります。

例えば、ワカメ、明日葉、小麦胚芽、ソバ、ドクダミなどでＬＰＳ含量が高いことがわかります。ケールや大麦若葉も青汁に用いられている植物です。

漢方・ハーブ系の食品などにもＬＰＳは広く存在しています。

さらに発酵食品について調べたところ、例えば愛媛県の伝統的発酵健康食品である「柿渋エキス」には17㎍／g含まれていました。

こうしてみると、古くから「これ、健康にいい」「あれは効くよ」などと、体に良いと昔から言われ続けてきた植物や食品の、予防や改善効果の一端は、それらに含まれているＬＰＳの効果が大なのではないかと思われるのです。

糖尿病の抑止にＬＰＳ入りのお茶

糖尿病に対する予防としては、糖分を取りすぎないことはもちろんですが、糖は、原則的に単糖にまで分解されないと腸から吸収されないため、食べた糖分の分解と吸収を抑制すること、それから体内での糖の代謝を促進することが何よりも大切です。

私たち研究チームは、糖尿病予防を目的として、ＬＰＳを配合したお茶を試作し、ヒトでの効果実証試験を行っていますので、その結果をご紹介します。

試験で準備したお茶は２種類。一つは、糖吸収阻害素材であるサラシアを配合したお茶（サラシア茶）、もう１種類はサラシアにＬＰＳを配合したお茶（サラソマ茶）です。

対象者は、糖尿病ではないが、糖代謝マーカーか脂質代謝マーカーが高めの人、41人。その人たちを２群に分け、２カ月間、ダブルブラインド（被験者も医師も、どっちがどっちのお茶かわからない状態）で１日に２回ずつ、お茶を飲んでもらいました。そして「飲む前」「１カ月後」「２カ月後」に血液マーカーを調べました。

その結果、糖尿病の血糖値マーカーであるＨｂＡ１ｃの推移では、サラシア茶でもＨｂＡ１ｃは徐々に下がりますが、ＬＰＳを配合したサラソマ茶のほうがさらに下がるという結果が得られました。

さらに、一般に悪玉コレステロールと呼ばれているＬＤＬについても調べた結果、同様にサラシア茶でも下がりますが、サラソマ茶でさらに下がることもわかりました。この結果から、ＬＰＳとの組み合わせは、その素材の免疫系の活性効果をさらに高めることが示唆されました。

また、この2種のお茶で、Ⅱ型糖尿病を発症するモデルマウスを使った実験も行っています。

糖の分解吸収を抑制するサラシア茶、またはサラシアにＬＰＳを配合したお茶（サラソマ茶）を12週間自由摂取させたところ、ＬＰＳ配合のサラソマ茶を飲ませた群で、血糖値が摂取期間すべてにおいて低くなりました。糖の吸収抑制作用があるサラシア茶の効果が、ＬＰＳ配合でより効果的になることを示しています。なお、この実験では体重変化に差は見られていません。

添加物や人工甘味料はＬＰＳパワーを阻害する

人工甘味料は甘みが強く、カロリーが少ないことで、ダイエットに使われている食品です。サッカリンやスクラロースは砂糖の数百倍の甘さをもち、炭水化物として消化されないため、カロリーはゼロで、その上、血糖値やインスリン値にも影響を与えないと考えられ、しかも安全性は確認済みとされているものです。

しかし、最近、人工甘味料について興味深い研究論文が出されました。

人工甘味料の一日許容量をマウスに摂取させてみると、ブドウ糖不耐性に陥ったとのこと。つまり食事で上がった血糖値が下がりにくくなる、ということが示されたのです。

この理由を追究したところ、それは腸内細菌叢（腸内フローラ）の変化によるものだということがわかった、と論文は述べています。

人工甘味料を与えてブドウ糖不耐性を獲得したマウスに、抗生物質を投与して腸内細菌叢の変化を抑制したり、その腸内細菌叢を無菌マウスに便移植することで、その症状が起きるメカニズムが解明されたのです。

これまでも、腸内細菌叢が肥満と関連していることが知られていますが、人工甘味料が腸内細菌叢を変化させることで、ブドウ糖不耐性が引き起こされる可能性があると認知しておかなくてはなりません。つまり、人工甘味料が糖尿病の引き金になる恐れがあるということです。

世の中には、人工甘味料が使用された多くのカロリーオフ食品が販売されています。

ダイエットのつもりで摂取していたのに、かえって血糖値が高くなって糖尿病になりやすくなった……そんな危険性が示唆されたこの報告は、現代社会の食文化に警鐘を鳴らしているとして注目を集めています。

このように腸内細菌叢に良くない影響を与えるのは、何も人口甘味料に限ったことではありません。各種の食品添加物、保存料、着色料なども、腸の環境を悪化させます。腸内細菌のバランスを乱し、せっかく摂取したＬＰＳの効果も減ってしまいます。本書で何回も繰り返して述べてきましたが、ＬＰＳの不足や効果減退は、免疫の最前線部隊であるマクロファージのパワーを下げ、病気の発生を招きます。

できるだけ人工品は摂らないこと。それが腸内細菌にとってもＬＰＳにとっても優しい選択であり、健康を維持する賢い道です。

岩のり	200	佃煮（5g）	50
ナメコ	8	味噌汁1杯（40g）	18
マッシュルーム	0.6	小3個	1.8
シイタケ	0.6	中2個	13
ヒラタケ	60	キノコ汁1杯（40g）	430
シイタケ	0.6	天ぷら1枚（40g）	7.7
シリアル（玄米）	0.5	1食分（40g）	20
シリアル（ブラン）	0.9	1食分（40g）	36
ゴマ	3.4	ゴマ和え（大さじ2）	55
ミカンの皮	0.1	ミカンパウダー（3g）	0.3
糖蜜	0.3	くずきりの蜜（10g）	3
あした葉（市販健食）	13.8	茶パック1包（4g）	55
桑の葉（市販健食）	1.1	茶パック1包（1.5g）	1.7
大麦若葉（市販健食）	0.5	1包（3g）	1.5
ケール（市販健食）	0.2	青汁粉末（12.9g）	2.6
クロレラ（市販健食）	0.2	9粒	1.8
ノコギリヤシ（市販健食）	0.4	3粒	1.2
シイタケ末（市販健食）	2.0	1包（4g）	8
柿渋（市販健食）	17.1	2粒	24
ドクダミ（市販健食）	5.5	茶パック1包（5g）	27.5

■食品は調理後に大量に水分を含むことになるため、摂取LPS量は、乾燥サンプルのLPSの値に料理の重さのグラム数を単純に掛けた数字とはなりません。

■農産物やその加工品なので、LPS含量は産地、時期、品種、農法などで大きく異なります。上記の値はあくまでもスクリーニング時に使用したサンプル固有の値ですが、おおよその目安として参考にしてください。

■ 1μg（マイクロ・グラム）は、1mg（ミリ・グラム）の1000分の1です。

■大人1人、LPSの1日の推奨摂取量は約500μgです。
体重1kgにつき10μg、というのが標準の目安量です。たとえば体重80kgの人なら800μg、体重40kgの人なら400μgというように、自分や家族のだいたいの必要量を覚えておきましょう。

身近な食品に含まれるLPS量の目安

サンプル	乾燥サンプル1gあたりの糖脂質含有(μg)	食べるときの目安	その量を摂取した時のLPS量(μg)
大豆	0.02	豆腐1/2	3
小麦粉	0.2	パン1枚（6枚切り）	8.8
		パン1斤	52
精製白米	0.1	コンビニおにぎり1コ	4.5
		茶碗1杯	6.8
		茶碗3杯（1日）	20
金芽米	0.6	コンビニおにぎり1コ	23
		茶碗1杯	35
		茶碗3杯（1日）	105
そば	2.9	1人前（100g）	290
トマト	0.8	中1個	6.4
レンコン	5.0	きんぴら（30g）	52
ほうれん草	1.3	おひたし（68g）	15
カボチャ	0.03	煮物（80g）	0.7
自然薯	0.004	とろろ汁（100g）	0.4
ワカメ	21.2	味噌汁1杯（8g）	7
		酢の物小鉢（25g）	21
メカブ	42.8	市販酢の物1パック（25g）	64
コンブ	10	だし1L（10g）	90
		とろろ昆布すまし1杯（4g）	36
ヒジキ	30	おひたし（40g）	120

生薬や健康食品中にはLPSが多く含まれている

サンプル	LPS含有（μg/g）
明日葉（粉末）	13.8
ゴーヤチップ（粉末）	0.2
桑の葉（粉末）	1.1
大麦若葉（粉末）	0.5
ケール（粉末）	0.2
ほうれん草（粉末）	1.3
ソバ（粉末）	2.9
レンコン（粉末）	5.0
ワカメ（乾燥）	21.2
メカブ（粉末）	42.8
クロレラ（市販健食）	0.2
ノコギリヤシ（市販健食）	0.4
ホワイトソルガム粉	2.3
小麦フスマ（市販健食）	8.8
小麦胚芽（市販健食）	7.5
シイタケ末（市販健食）	2.0
発芽大麦ファイバー（市販健食）	3.0
柿渋（発酵食品）	17.1
ドクダミ（乾燥）	5.5
鬱金（漢方薬）	30
人参（漢方薬）	20
柴胡（漢方薬）	40
冬虫夏草（漢方薬）	60
藕節／レンコン節部（漢方薬）	82
葛根（漢方薬）	5

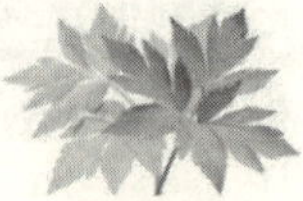
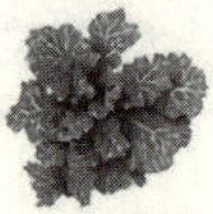
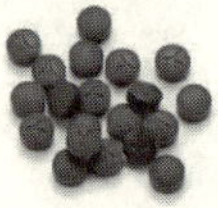
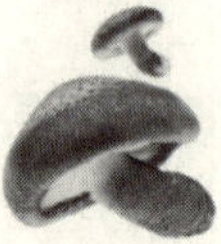
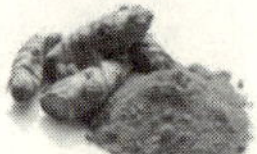

■農産物やその加工品なので、LPS含量は産地、時期、品種、農法などで大きく異なります。

特別掲載【LPS余話】

「奇跡のリンゴ」とLPS――木村秋則氏とお会いして

健康の〝守り番〟マクロファージをパワーアップさせることができれば、人はもっと元気で長生きできるはず――。そういう思いを強く抱きながら、私は研究生活を続けてきました。

探し求めたのは、マクロファージを効果的に活性化してくれる物質。しかも、さらなる健康を求めるという観点から、当然自然界でその物質を探し出さなければなりません。目指したのは、身近にあって、誰もが口に入れることのできる安心・安全な物質でした。

自然免疫という分野には長いこと陽が当たっておらず、決して平たんな研究生活ではありませんでしたが、研究をスタートさせてからおよそ5年後の1988年、大きな工場から偶然提供された小麦粉処理の水洗浄液の中にその物質はいました。マクロファージに確かな反応作用を起こすその物質「ＬＰＳ」は、拍子抜けするほど、あまりにも私たちのすぐ近くにいる植物共生菌の成分でした。

彼らは土の中に棲み、植物の生育を助け、畑の作物や木になる実に付いて、私たちの口に入り、そうして長い間、人類の歴史に寄り添うようにして、私たちの体の中でマクロファージを活性化していたのでした。

ＬＰＳの研究に没頭して、はや30年が経とうとしていますが、追究していけばいくほど新たな知見が出てきて、興味は尽きません。

２０１４年２月には、ＬＰＳ発見のいきさつなども挿入したＬＰＳに関する初めての書『「病」になる人、ならない人を分けるもの』（ワニ・プラス刊）も上梓しました。

ある日、その本を読んだという高松市在住の読者の方から、電話が入りました。

その方は、あの無肥料・無農薬栽培で「奇跡のリンゴ」をつくった木村秋則さんが指導する木村式自然農法を実践なさっており、私の本の中に書いてある「土壌菌の構成成分であるＬＰＳが、健康維持に重要な働きをもっている」という事実に注目されました。そして、この物質こそ「奇跡のリンゴ」の成功に通じるものではないかとおっしゃるのです。

この話は木村式自然農法のお仲間にまで伝わり、みなさんが拙書を読んでくださっているうちに、木村秋則さんご本人にまでご縁がつながって、ついに直接お会いしましょうということにまでなりました。

青森県弘前市。季節はちょうどリンゴの収穫が始まる時期を選び、私は新幹線に乗って、木村さんのリンゴ畑まで向かいました。リンゴ畑におじゃますることにしたのは、実際にこの目で「奇跡のリンゴ」が木にいっぱい実っている姿を見てみたかったのと、リンゴや葉や根っこの下の土壌などを採取させていただきたかったたからです。

弘前駅からレンタカーを借りて農園へ。道に迷うといけないからと、木村さんが自ら軽トラックを運転して、途中の場所まで出迎えに来てくれました。木村さんの軽トラックの後についていって到着したその農園は、岩木山がよく見えるところにありました。

ちょうど紅玉が実る頃。十分な間隔を隔てて植えられたたくさんのリンゴの木々に、赤い小ぶりな実がたわわに実っていました。

ご挨拶を交わすと、木村さんはその中の一本の木に近づき、無造作にリンゴを一つ枝からハサミで切ってくれて「ハイ」と私の手に。いただいたリンゴは、正真正銘の無農薬で、そのままかじりつけるのが何ともうれしい。がぶりとかじれば上品な甘さが美味。少し驚いたのは、普通のリンゴは食べながらしばらく手にもっていると、酸化でやや赤味がかってくるのに、このリンゴはまったく白いまま。その白さも他のリンゴより際立っているように感じました。

木村さんにお願いして、お話を始める前に、先に、菌を調べるためのリンゴ（葉付き）と土壌を採取させていただきました。足元には一面、背の低い雑草が。木の幹から4メートルほど離れた土を木村さんがスコップで掘り起こしてくれましたが、掘ると、そんな離れたところまで根が伸びていて驚きました。

「農薬や肥料をやらないと、木は自分でしっかり生きようとして、遠くまで根を張って栄養を取り込もうとするんです」と木村さん。

確かに普通のリンゴの木なら根はせいぜい数メートル。木村さんのリンゴの木は調べたら20メートルもあったといいます。「化学肥料でも有機肥料でも、どんどん与えれば、リンゴの実は大きくなります。でも簡単に栄養が摂れるなら、リンゴの木は地面深く根を張り巡らせる必要がないと思うでしょ。あまり健康的でない食べ物をお腹いっぱい与えられる子どもと同じ。いまの子どもたちの間で免疫系の疾患が増えているのに似て、そのうち、抵抗力をなくして害虫や病気に打ち勝てないリンゴたちが世の中に増えるんじゃないかと心配ですよ」。

掘り起こした土はホクホクとしてやわらかく、嗅いでみると、ツーンとした土の匂いが鼻の中に入り込んできました。「良い土」が醸し出すどこか懐かしい匂いです。「やわらかくて良い土ですね」と言ったら、「元気な微生物もいっぱいいるんだと思います」とうれしそうに木村さん。

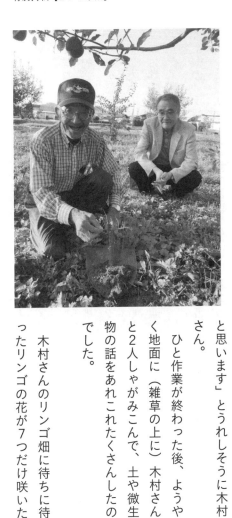

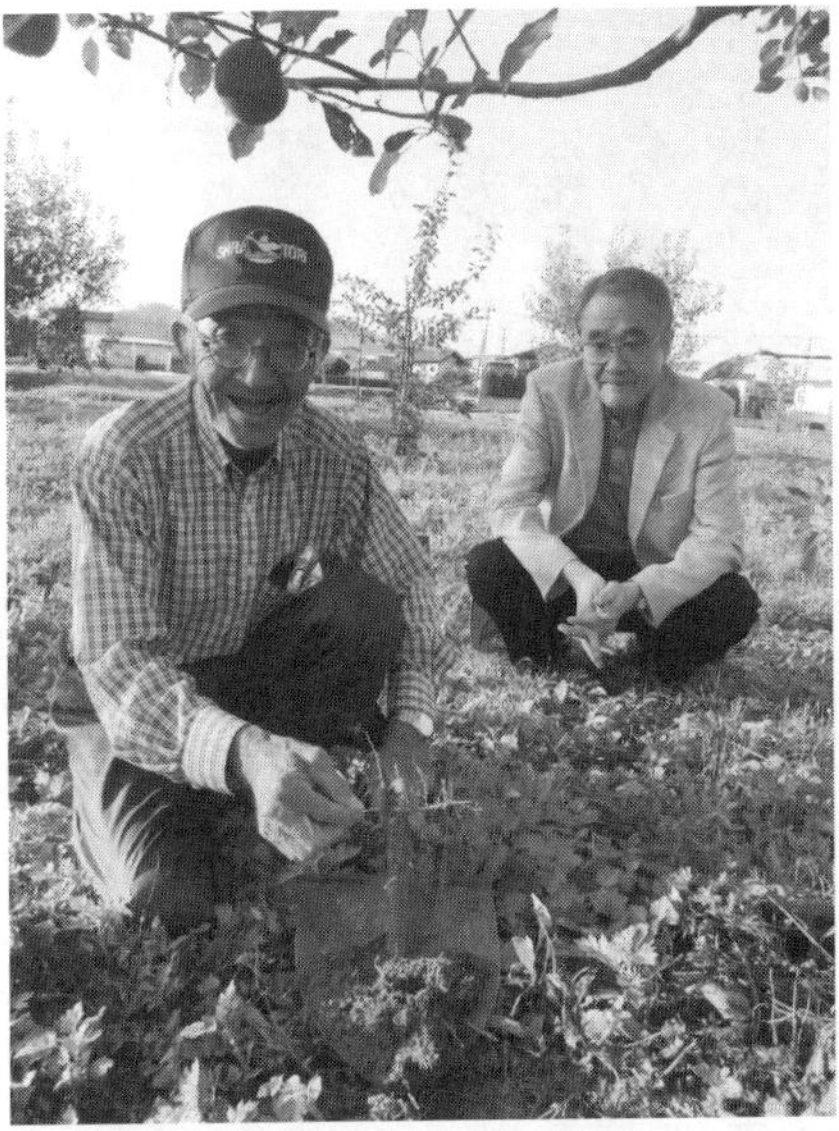

ひと作業が終わった後、ようやく地面に（雑草の上に）木村さんと2人しゃがみこんで、土や微生物の話をあれこれたくさんしたのでした。

木村さんのリンゴ畑に待ちに待ったリンゴの花が7つだけ咲いた

のは、無肥料・無農薬栽培をスタートさせてからなんと8年目のこと（収穫できたリンゴはたったの2個）。畑全体にリンゴが実ったのは、じつに11年目だったとか。それまでは並大抵ではないご苦労がおありだったことは想像に難くありません。

木村さんが、無肥料・無農薬でリンゴ栽培に挑もうと思ったきっかけは、奥さまが農薬の影響で体を壊されたことにあったそうです。

「人間だけじゃない。農薬や肥料の影響で植物もおかしくなるんです。例えば、リンゴは落葉樹だから秋になると紅葉するのが普通なのに、紅葉しない木が出てきたりする。感覚が狂って季節がわからなくなってしまっているんですね。農薬と肥料は土壌のバランスを崩してしまいます。それが害虫を増やす大きな原因でもあるんです。私のリンゴ畑も昔は害虫だらけで。農薬も肥料もやめた直後は、いろんな虫がうじゃうじゃいたけど、畑の土が自然界の力を取り戻すにつれてみんないなくなっていきました」

木村さんは、「奇跡のリンゴ」の成功の一つの秘訣は土づくりにあり、中でも微生物の働きが重要なのだということを繰り返し述べておられました。

無肥料・無農薬栽培を始めてから6年目。いっこうに花をつけないリンゴに絶望して、いっそ自殺をしようと登った岩木山の山中で、イキイキと枝を伸ばし葉を生い茂らせている一本の木を発見。急いで根元の伸び放題の草をかき分けて土をほじってみたら、びっくりするほどフワフワで、まるで分厚い絨毯のような土……。触れて、嗅いで、口にまで入れてみたことが、木村さんに大きな気づきをもたらしたそうです。

「鼻をつくようなツーンとした匂いがして。土の中に、バクテリアや菌がたくさん生きているんだとわかりました。それが養分たっぷりの土をつくってくれている。だから、農薬や肥料なんか与えられなくても、自然のままの山の中の地で元気に育つのだと知ったんですね」

自殺はやめて、山を下りた木村さんがまず実行したことは、いつもきれいに刈り取っていたリンゴ畑の雑草を、伸びるがままに放置したこと。雑草を刈ると地中の温度が上がって地面は乾燥してしまう。カラカラの土ではリンゴの木も微生物たちも弱っていくはず。木村さんは自分のリンゴ畑の土がカチカチに固いことに改めてハッとしたといいます。

そして、下草を刈る代わりに、木村さんは畑に大豆を蒔くことにしました。

「マメ科の作物は、根に根粒菌の粒ができるでしょ。それが空気中の窒素を取り込んでくれて、養分を土の中でたくさんつくり出してくれるわけです」

その話には、私も大きくうなずきました。私が小麦粉処理水からルーツを求めていって、ついに辿り着いたパントエア菌（その外膜にＬＰＳが存在）は、植物の体内に入り込んで有益な働きをするエンドファイト（内生菌）として活躍する微生物であり、根粒菌と同じような役目を果たしています。

根粒菌のおかげでやせた土地でも大豆はよく育つため、木村さんが春に蒔いた大豆は、秋になる頃にはリンゴ畑を覆い尽くすほどに生い茂っていき、大豆の成長にともなって、リンゴの木も少しずつ元気になっていったそうです。

「初めのうちは大豆を引き抜いてみると、根には根粒菌の粒がいっぱい。それだけ土の養分が少なかったということです。でも3年目まではたくさんつきましたが、4年目からは根粒菌の数は少なくなっていったんですね。養分を過剰にはつくろうとしない自然の賢さです。過剰もなく不足もないように。自然が行うことは、じつにバランスがとれていると感心してしまいます」

リンゴ栽培者は、どうしても花や葉や枝の状態のほうにばかり目がいってしまうもの。しかし探していた答えは、「土の上ではなく、土の中にあったわけです」と言う木村さんに、私は深く感じ入りました。

植物も動物も命としては同じことです。外敵から身を守ったり、健康な状態を維持するために、何か共通の機構が存在していると考えることは無理がありません。そして、その根底には微生物との共生があるのでは、というような話を私がしたところ、有用な微生物の働きがあって初めて病害虫に強い植物が育つんですと、木村さんはうなずきながらおっしゃいました。

LPSが「奇跡のリンゴ」にどれくらい貢献しているかは、材料を持ち帰ってのこととして、木村さんとの会話の中でとても興味深かった話がありました。

リンゴには、一種の寄生虫が枝や幹に付いて、そこから腐っていく「腐《ふ》らん病」という病気があって、この対策に昔から泥を使っていたというのです。寄生された部分を切り取って、そこに泥を塗っておくと治るのだと。もちろん泥をそのままリンゴの木にかけるわけにはいきません。畑の土で泥水をつくり、一晩置いて泥を沈殿させる。その上澄みを布で濾してから散布するという方法。「土の中にいる土壌菌が、腐らん病を引き起こす寄生虫を抑えるんだと思います。ほかの方法に比べると、泥水が最も効果があったかもしれません。わずかではあったけれど、葉の状態も良くなっていました」と木村さん。

ただ、布で濾すとはいっても、そこは泥。細かな砂粒までは取りきれず、散水器が目詰まりを起こして、そのたびにダウン。そのうちに土も改良され、リンゴの木も病気に対する力をつけてきたので、いつのまにかあまりやらなくなったそうですが、泥の中にいる何かの微生物の力が作用しているのは間違いないと私も思いました。

それともう一つ。これはけっこう効果があるらしいのですが、病気の発生の兆候を感じ取ったら、適量に薄めた酢を散布。また害虫が少し増え始めたら、発酵させたリンゴ汁をバケツに入れて木にかけておくのだそうです。

酢とか発酵とか聞くと、酢酸菌のＬＰＳのことがどうしても私の頭をよぎってしまいました。

＊＊＊

弘前から戻って、研究チームは、持ち帰ったリンゴ、葉、土壌などから菌の採取を開始。

その結果、最も菌が多いのは土壌で、１gあたり60万の菌のコロニーが出ました。

次に多いのが葉っぱ。1㎠あたり数千のコロニーが。果皮には1㎠あたりで10個内外。注意深く無菌状態で扱った果肉にも1gあたり数個の菌が検出できました。これは不思議ではないのです。植物にはエンドファイトと呼ばれる植物の生育に貢献している共生菌がいて、野菜などでも外側だけでなく、内側にも菌が棲みついているからです。

これらの菌のうち、グラム陰性菌の割合は、土壌では9・4%、葉では4%、果皮では約80%でした。

私たちは、果皮から得られた菌のうちの、グラム陰性菌の中から無作為に14個の菌を選び、遺伝子解析を行って種類を同定しました。その結果、小麦にも非常に多く検出されたパントエア属の菌が、半数以上もありました。

パントエア属の「パントエア・アグロメランス」から、私たち研究チームは初めてLPSを見出したのですが、パントエア属は、これまでの研究で、野菜や果実、穀類に必ず見出されるものです。

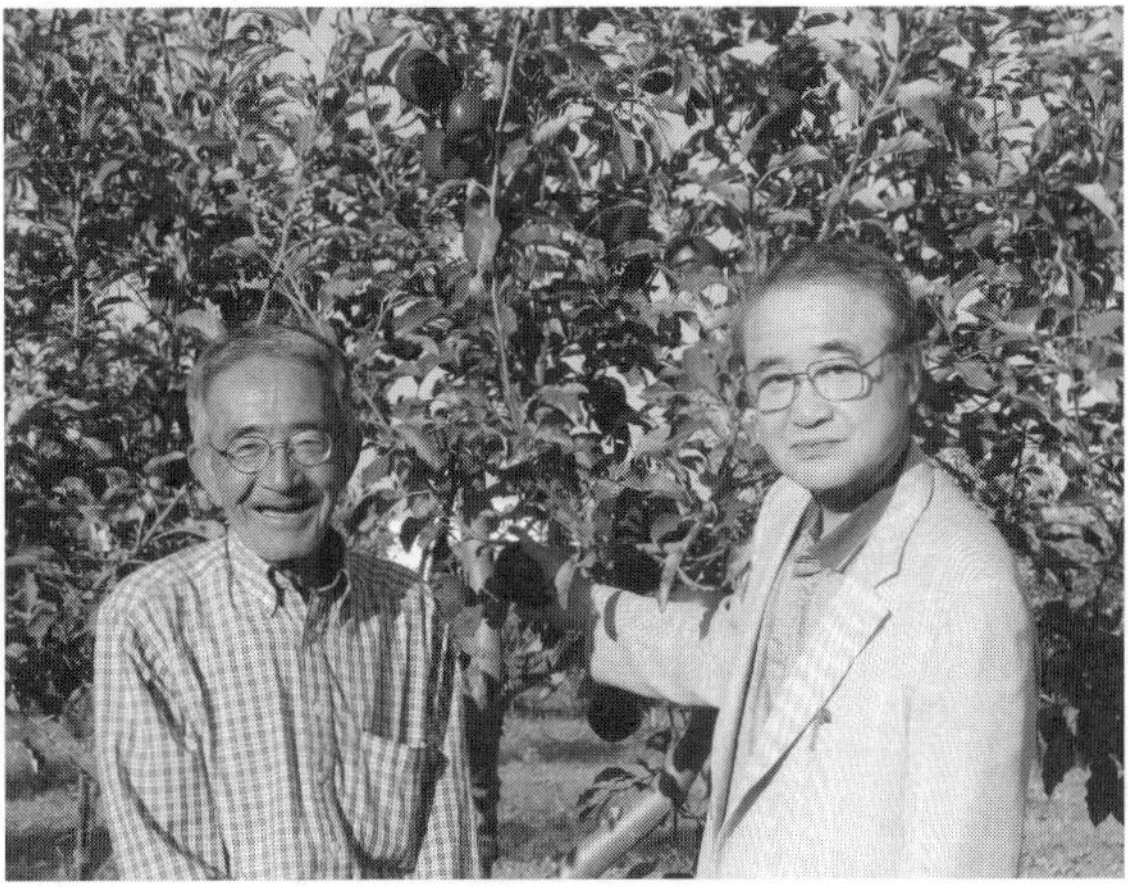

現在、果皮から採ったパントエア属の菌のうち、「パントエア・バガンス」を選んで、そのＬＰＳの応用研究をしているところです。この菌は「パントエア・アグロメランス」のＬＰＳと非常に近い糖鎖構造をもっていることがわかっています。

まとめますと、「奇跡のリンゴ」からは、かなり多くのＬＰＳが出ていることは判明しましたが、何らかの結論を出すにはまだ少し先になる予定です。

「免疫ビタミン」のすごい力

ガンも認知症も寄せつけない

著者　杣　源一郎

2015年12月25日　初版発行
2016年5月10日　4版発行

杣　源一郎（そま・げんいちろう）
薬学博士、免疫学者。1977年、東京大学卒業。帝京大学助教授、帝京大学教授（生物工学研究センター、基礎部門Ⅰ、Ⅲ）、徳島文理大学教授（健康科学研究所、人間生活学部）、同大学大学院教授（人間生活学研究科）を経て、現在は香川大学医学部統合免疫システム学寄附講座客員教授、新潟薬科大学特別招聘教授。産学官連携の研究開発を目的とした自然免疫賦活技術研究会会長、特定非営利活動法人「環瀬戸内自然免疫ネットワーク（LSIN）」理事、自然免疫制御技術研究組合代表理事などに加え、平成25年度より、内閣府「戦略的イノベーション創造プログラム（SIP）」では、「ホメオスタシス多視点評価システム開発グループ」の研究代表者を務めている。

発行者　佐藤俊彦
発行所　株式会社ワニ・プラス
〒150-8482
東京都渋谷区恵比寿4-4-9　えびす大黒ビル7F
電話　03-5449-2171（編集）
発売元　株式会社ワニブックス
〒150-8482
東京都渋谷区恵比寿4-4-9　えびす大黒ビル
電話　03-5449-2711（代表）

編集協力　西端洋子
装丁　橘田浩志（アティック）
小栗山雄司
DTP　平林弘子
印刷・製本所　大日本印刷株式会社

ISBN 978-4-8470-6090-8
ワニブックスHP　https://www.wani.co.jp